Desenvolvimento de
Fitoterápicos

Desenvolvimento de
Fitoterápicos

MARILIS DALLARMI MIGUEL

Farmacêutica Industrial, Mestre em Educação, Doutoranda em Produção Vegetal Professora de Farmacotécnica no Curso de Farmácia da Universida de Federal do Paraná.

OBDULIO GOMES MIGUEL

Bacharel em Química, Licenciado em Ciências, Mestre em Físico-Química, Doutor em Química, Área de Concentração em Produtos Naturais. É Professor de Fitoquímica no Curso de Farmácia da Universidade Federal do Paraná.

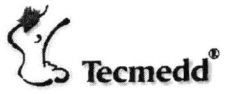

CIP - Brasil Catalogação na Publicação
Câmara Brasileira do Livro, SP.

Copyright ® 2003 - *Tecmedd Editora*.

É proibida a duplicação ou reprodução deste volume, no todo ou em parte, sob quaisquer formas ou por quaisquer meios (eletrônico, mecânico, gravação, fotocópia, distribuição na web e outros), sem permissão expressa da Editora.

2004

PRODUÇÃO EDITORIAL

Editor Responsávesl - *Fernando Baracchine*
Diretor Editorial - *José Roberto M. Belmude*
Diagramação - *Denis Machado Rossi*
Laser Filme - *Bureau Gráfico de Serviços Editoriais*
Capa - *José Roberto Maronato Belmude*

ISBN 85-7363162-7

Reservado todos os direitos de publicação, em língua portuguesa, à:

Tecmedd® Editora
Matriz:
Av. Maurílio Biagi, 2850 – City Ribeirão
14021-000 – Ribeirão Preto – SP
Fone: (16) 3993-9000 – Fax: (16) 3993-9010

Filial:
Rua Amaral Gurgel, 127 10º Andar Salas 101/102 – Vila Buarque
01221-000 – São Paulo – SP
Fone: (11) 3337-1121 – Fax: (11) 3338-2648

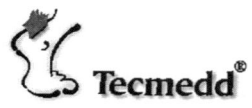

SAC 0800 99-2236
www.tecmedd.com
editora@tecmedd.com

À Yasmim e Isadora

*Que são felizes e
enchem o nosso viver*

MDM e OGM

Agradecimentos Especiais

Professora Drª Marilda Aparecida Behrens.
Professor Dr. Paulo Cesar Sander.
Aos Alunos do 5º período/1996 do Curso de Farmácia – UFPR.

SUMÁRIO

Apresentação 9

Parte I
Plantas Medicinais 11
Histórico 11
Mercado E Consumo De Medicamentos 15
Incentivos Governamentais E Institucionais 18
Importância Das Plantas Medicinais Na Terapêutica 21
Uma Visão Crítica Da Qualidade Dos Fitoterápicos 23
Fitoterapia: Mito X Realidade 24

Parte II
Tratamento Científico Da Fitoterapia 27
Antropologia X Etnobotânica 27
Aspectos Agronômicos X Botânicos 30
Aspectos Farmacognósticos E Fitoquímicos 33
Aspectos Farmacológicos E Toxicológicos 36
Aspectos De Qualidade 37
Aspectos Legais De Estudos Clínicos De Drogas 43

Parte III
Um Trabalho Experimental: O Ensino Universitário
Da Fitoterapia Propriamente Dito 49
Desenvolvimento De Fitoterápicos E O Ensino
Com Pesquisa Na Fitoterapia 55
A Instituição E Os Sujeitos Envolvidos 55
Proposição De Trabalho Pedagógico 57
As Fases No Processo Do Ensino De Desenvolvimento De Uma Formulação (Fitoterápicos) 59

Minuta De Contrato 59
As Fases Do Processo De Ensino Da Fitoterapia 66
A Ação Educativa Propriamente Dita 82
O Trabalho Coletivo Aliado Ao Trabalho Individual 85
A Avaliação Do Método X Pesquisa Participativa 87
Avaliação Do Método: Contribuição Acadêmica 88
A Metodologia E A Formação Acadêmica 94

Referências Bibliográficas 98

Anexos 113

APRESENTAÇÃO

Esta obra, visa apresentar a Fitoterapia e o Desenvolvimento tecnológico de um Fitoterápico sob enfoque científico à luz da interdisciplinaridade. Aliado a uma metodologia de ensino com pesquisa capaz de viabilizar o aprendizado temático.

Considera-se desde os aspectos antropológicos e etnobotânicos até o desenvolvimento da forma farmacêutica propriamente dita. Nesta dimensão é possível ampliar o processo de construção do conhecimento aliado a teoria e a prática sem desvincular pesquisa-ensino e conteúdo técnico-científico.

A primeira parte desta obra contempla uma visão crítica atual das Plantas Medicinais propriamente dita, considera histórico, mercado e consumo, incentivos governamentais e institucionais, sua importância na terapêutica, e panorâmica da qualidade atual dos Fitoterápicos.

A Segunda parte evidencia o tratamento científico da Fitoterapia sob enfoque interdisciplinar, considera os aspectos científicos que compõem a Fitoterapia e seu desenvolvimento tecnológico, apresenta um elenco de aspectos relevantes que compõem a pesquisa científica na área

A discussão da Fitoterapia enquanto ciência, aborda todas aquelas áreas do conhecimento e referidos estrangulamentos da pesquisa científica que representam a totalidade da mesma em ordem de ocorrência e evolução no desenvolvimento da forma farmacêutica. Sob a ótica interdisciplinar a intencionada proposta apresenta a Antropologia e Etnobotânica, os aspectos Agronômicos e Botânicos, os aspectos Farmacognósticos e Fitoquímicos, os aspectos Farmacológicos e Toxicológicos, os aspectos de Qualidade, e por fim os aspectos de Estudo Clínico de drogas vegetais em seres humanos.

Com intuito de direcionar a pesquisa integrada propõe um roteiro de sub-áreas que são responsáveis pela pesquisa científica com plantas medicinais. Neste contexto perpassa desde a identificação botânica da espécie até os estudos clínicos, farmacológicos e toxicológicos, aponta a identificação, isolamento e modificação estrutural da substância ativa. Apresenta roteiro básico de desenvolvimento tecnológico de um Fitoterápico incluindo a pesquisa científica.

Na terceira parte, apresenta a sistematização da ciência que compõe a Tecnologia de Fitoterápicos, inserida num contexto técnico-científico com vistas a formação dos profissionais que atuam em alguma fase deste conhecimento.

A Educação técnico-científica somente se viabiliza quando consegue perpassar sistematicamente seus conteúdos, esta obra promove a integração da ciência no cotidiano da formação do profissional farmacêutico no desenvolvimento e produção de Fitoterápicos. Utiliza a metodologia de ensino com pesquisa diante de uma pesquisa participativa, que contempla estratégias de ensino e aprendizado dos conteúdos.

Propõe com este método já efetivamente testado no curso de Farmácia da Universidade Federal do Paraná, ampliar o ensino da Fitoterapia à todos os profissionais que participam das interfaces desta ciência; visa integrar aos currículos de 3º grau a possibilidade de capacitar o profissional (Agrônomo, Biólogo, Enfermeiro, Farmacêutico, Médico e Químico), no que se refere ao desenvolvimento tecnológico de Fitoterápicos. Que se viabiliza na maleabilidade do método que permite aprofundar os aspectos específicos em cada área do conhecimento profissional. Atende a formação plena sob o signo da discutibilidade, de acordo com as exigências e normas de implantação de currículos da LDB (Lei de Diretrizes e Bases da Educação).

parte 1

PLANTAS MEDICINAIS

HISTÓRICO

As plantas tem sido, desde a antigüidade, um recurso ao alcance do ser humano. Durante milênios, o homem empiricamente aprofundou seus conhecimentos afim de melhoria nas condições de alimentação e cura de suas enfermidades, demonstrando uma estreita inter-relação entre o uso das plantas e sua evolução. É de supor que no passado o homem quando acometido de seus males, recorria à alguma fonte de poder curativo. O homem intuitivamente buscava descobrir soluções para suas necessidades básicas, como nutrição, reprodução e proteção humana. Gerido pela experiência, manifestava inteligência, fruto de sua própria evolução biológica para a produção de alternativas que atendessem suas necessidades. Nesta perspectiva da pesquisa natural, o homem encontrou nas chamadas plantas medicinais, virtudes, cujo valor tornou-se reconhecido e por tantas vezes, foi considerado como mágico e até alquimista, sendo transmitido de geração à geração.

Nas origens da história, a noção das plantas terapêuticas e tóxicas passou a ser objeto de interesse. Estudos realizados na Tanzânia, com chimpanzés, verificaram que estes ingeriam em jejum, folhas de certas plantas que os livravam de vermes intestinais. Arqueólogos encontraram em túmulos pré-históricos, partes de plantas tidas como medicinais. No ano de 1975, no território atual do

Iraque, foi descoberto um esqueleto humano de quase 60 mil anos de idade. Junto a este foi encontrado petrificada pequena "quantidade de pólen concentrado de achilea e jacinto", utilizados até hoje pelos camponeses da região (OTTE, 1994). Poderes sobrenaturais eram atribuídos aos feiticeiros, magos, bruxos, curandeiros, que possuíam o domínio sobre o poder das drogas e venenos. Tais crenças são encontradas também entre curandeiros chineses e africanos caracterizando um estágio pré-científico da produção do conhecimento. Outro aspecto também significativo foi o largo uso de espécies aromáticas na nutrição, o qual intensificou o comércio, promoveu o início dos grandes descobrimentos, através das diversas rotas marítimas, dentre elas a rota das Índias, que visava comercializar drogas aromáticas e especiarias consideradas, na época, sinônimo de riqueza e poder.

Inúmeros documentos importantes que marcaram a evolução histórica das plantas medicinais são citados por PELT, Jean Marie (1993) e OTTE, Susane (1994) como: (1) A *Tabuinha sumeriana* que possui registro desde o terceiro milênio antes de nossa era, descoberta nas ruínas da cidade de Nip-pur sendo considerada "O Mais Antigo Tratado de Medicina" do mundo. (2) Os fragmentos do *Papyrus Ebers*, considerado o primeiro tratado de medicina egípcia, datado do séc. XVI a.C., o qual já relatava sedativos, extraídos de *Ephedra*, o uso habitual do salgueiro e acácia. (3) Os manuscritos de um clássico da literatura botânica da Idade Média, denominado tratado de "Matéria Médica", realizado pelo médico árabe Mohammed Al-Ghafiqi (Córdoba, séc XII). (4) O tratado médico denominado *"El libro de medicina interna del Emperador Amarillo"* escrito no ano 2000 a.C., pelo Imperador Amarillo em Huang Ti, registra a utilização dos óleos aromáticos no tratamento de enfermidades. (5) Os escritos religiosos, do séc. XII, já se referiam à indicação de Santa Hildegarda sobre a ação cicatrizante, das flores de bétula. (6) "A Teoria das Assinaturas", criada pelo botânico inglês Robert B. Turner, no séc. XVII, relacionava as formas das partes das plantas e sua utilização em alguma forma de doença. (7) Os registros apresentam que casca da quina descoberta no séc. XVIII, permitia a extração do quinino utilizado no tratamento da malária. (8) Da casca do salgueiro LEROUX (1829) isolava pela primeira vez uma substância denominada salicina, que muitos anos depois na Alemanha viria a servir de precursor na síntese química do ácido salicílico. Posteriormente, em 1889, Felix Hoffman da Bayer alemã, produzia o ácido acetil salicílico, analgésico de uso universal (GEREZ, 1993).

Num estádio mais avançado da história do uso de plantas medicinais foram criadas teorias e observações que muito contribuíram para a atualidade da ciência médica moderna. Surge assim a Fitoterapia "este nome vem da palavra grega fhtoi (plantas) e qerapa (tratamento)", ou seja tratamento por meio de plantas (GUYOT, 1990). Ela caracteriza a terapêutica através de recursos naturais como plantas frescas, secas e seus preparados, a fim de prevenir, aliviar ou curar um processo patológico.

Em toda a história, muitos indivíduos representaram etapas marcantes no desenvolvimento das Ciências da Saúde, o que levou uma grande evolução na Química, Farmácia e Medicina. ANSEL (1981) aponta com destaque o trabalho de Hipócrates (460-377 a.C.) médico grego, que dentre tantos legados descreveu centenas de medicamentos incluindo vegetais. Neste processo histórico da utilização das plantas medicinais encontra-se Claudius Galeno (130-200 d.C.) também médico grego, que apresentou dentre seus escritos, numerosas drogas de origem natural, combinadas com diversas formulações e respectivos métodos de manipulação.

A partir do século XIX a humanidade se depara perplexa diante do diverso e inesgotável arsenal terapêutico, presente nas ditas plantas medicinais. A descoberta de substâncias ativas, que em estado natural ou após sofrerem processos de transformação química, possuem atividade farmacológica, muitas vezes já confirmadas pelo uso popular e comprovadas cientificamente. Neste momento passaram a gerar interesse e incentivos institucionais e governamentais.

As pesquisas científicas iniciaram na tentativa de comprovar a identidade botânica, composição química e ação farmacológica das drogas vegetais, agrupando aquelas de efeito semelhante. Essas pesquisas buscaram determinar as estruturas químicas envolvidas, a reprodução das estruturas quimicamente ativas, e a promoção de modificações estruturais. Esses estudos possibilitaram a proposição de maior atividade terapêutica, junto aos requisitos de qualidade e ausência de toxicidade.

De acordo com as perspectivas da modernidade, a saúde do futuro estará voltada para a medicina preventiva, onde a ciência buscará na natureza meios profiláticos que auxiliem o homem na defesa de seus males.

Diante disto a Fitoterapia pode apresentar-se como um meio possível de profilaxia segura e eficaz. Esta ciência hoje assume um papel importante, GUYOT (1990) sugere quatro linhas do uso de plantas medicinais:

1. profilaxia do estresse, onde se entende os fármacos que aumentam a resistência corporal contra fatores físicos, químicos e biológicos, que Brekhman em 1980 denominou de adaptógenos;
2. aquelas drogas que podem exercer poder benigno sobre a saúde, denominadas como fitogeriátricos;
3. drogas destinadas a estimular o sistema defensivo orgânico denominadas imunoestimulante;
4. drogas reguladoras do sistema vegetativo denominada antiespasmódicas.

Muitas plantas estudadas cientificamente com efeito farmacológico já comprovado, marcam importante contribuição à Fitoterapia, no uso cotidiano, como exemplo pode-se citar algumas: Ipecacuanha - *Cephaelis ipecacuanha* / Rubiaceae,- de onde se extrai a emetina, poderoso emético que, em doses menores pode ser usado como expectorante, ou no combate às disenterias amebianas. O jaborandi - *Pilocarpus spp* / Rutaceae,- usado na cura de doenças oftálmicas dentre elas o glaucoma, a qual o Brasil exporta como matéria prima e reimporta como produto acabado na forma de alcalóides sintéticos. A babosa, - *Aloe vera* / Liliaceae - da qual são extraídos derivados hidroxiantracênicos (como a barbaloína) usados como laxativos e também presentes nos cosméticos, onde também o Brasil exporta a matéria-prima e importa os fármacos. Outra planta muito utilizada é a beladona - *Atropa belladona* / Solanaceae - da qual se extrai atropina e hiociamina utilizada como estimulante do sistema nervoso e antiespasmódica. Pode-se incluir nesta relação de plantas a digitalis - *Digitalis lanata* / Scrophulariaceae - da qual se extrai glicosídeos cardioativos que atuam no sistema cardiovascular e o alho - *Allium sativum*, (família Liliaceae), - do qual se extrai a alicina com ação antimicrobiana e inibidor da agregação plaquetária, rico em vitaminas A, B_1, B_2, C, ácido nicotínico, cujo valor terapêutico é conferido ao complexo químico (GUYOT, 1990). Assim poderíamos enumerar centenas de vegetais já estudados e identificados.

Urge neste momento um estudo sistematizado, amplo e globalizador, sob o enfoque interdisciplinar, com a finalidade de viabilizar o desenvolvimento científico-tecnológico dos Fitoterápicos pela indústria nacional.

As plantas medicinais tem significado um marco na história do desenvolvimento de diversas nações. Alguns países tem tomado consciência de seu potencial em recursos naturais, e tem convertido seus esforços em favorecimento de programas de desenvolvimento agrícola e industrial. A Índia, por exemplo, tornou-se um dos maiores exportadores de grandes variedades de plantas medicinais e condimentares; o Kênia satisfaz 70% das necessidades mundiais de piretrina utilizada como inseticida; a Yugoslávia destaca-se na exportação de sálvia; o Zaire na exportação de papaína e quinina; o Marrocos de verbena e sene; e o Panamá de ipecacuanha (UGAZ, 1988, p.8).

Neste contexto, o Brasil tem exportado itens como o guaraná, as algas medicinais, o cumarú e a arruda, resultando em arrecadação de um milhão de dólares. Por outro lado, importa em maiores quantidades alcaçuz (*Glycyrhiza glabra*), o orégano (*Origanum sativum*) e o boldo (*Peumus boldus*). Nossa potencialidade agrícola poderia reverter tal quadro se houvessem programas de incentivo ao cultivo de espécies medicinais.

MERCADO E CONSUMO DE MEDICAMENTOS

Atualmente percebe-se um fenômeno surpreendente. A busca e intensificação do uso de plantas *in natura* pela população, para fins medicinais, ocorre até mesmo nas sociedades mais industrializadas. Este fator pode caracterizar, desconhecimento científico e queda sócio-econômica. Segundo a Organização Mundial de Saúde (OMS), 80% da humanidade não possui acesso ao atendimento primário de saúde, por encontrar-se longe dos centros de saúde, ou por não possuir poder aquisitivo que permita tal atendimento. (GOTTLIEB, 1993).

O consumo de medicamentos de um país reflete a situação econômica de sua população. Contudo, a participação dos países em desenvolvimento no mercado mundial de medicamentos tem diminuído muito.

O mercado farmacêutico retratado por JORQUERA (1993) demonstra que o consumo mundial de medicamentos em 1990 ultrapassou 173 bilhões de dólares. Porém a participação da América Latina, da qual o Brasil como país membro possui significativa representação, consumiu cerca de 8,5 bilhões de dólares, ou seja, menos que 5% do consumo mundial. Este relato apresenta dados mais alarmantes, demonstrando que no ano de 1980 o consumo realizado pela América Latina gerou em torno de 6,4 bilhões de dólares, o equivalente a 8% do consumo total mundial.

A análise dos dados demonstra que nos últimos 15 anos o consumo de medicamentos nos países em desenvolvimento, incluindo a América Latina, esta decrescendo muito, em relação ao consumo mundial.

Os governos por sua vez podem influenciar significativamente o padrão de consumo dos medicamentos, através de suas políticas de saúde pública, visto que:

> No Brasil esta participação não chega a 10%, ou seja, pouca influência há no padrão de consumo. A principal razão é simplesmente a falta de recursos, pois os gastos direcionados à saúde nos países em desenvolvimento significam cerca 1-2% do PIB, enquanto nos países industrializados alcança cerca de 6-8% do PIB. No Brasil, o consumo como porcentagem do PIB caiu entre o período de 1975 e 1990 de 0,9% para 0,7% e o consumo per capita caiu de US$ 12,5 para US$ 10,5 (dólar em valores de 1980). (GEREZ, 1993, p. 25).

Cabe salientar que nos países industrializados o consumo de acordo com a porcentagem do PIB, aumentou no período entre 1975 e 1990 de 0,65% a 0,95% (GEREZ, 1993, p.24).

Apesar do baixo consumo per capita de medicamentos na América Latina o percentual gasto em intervenções cirúrgicas, procedimentos ambulatoriais em saúde, pelos governos, situa-se entre 25% a 50%, acima dos países desenvolvidos. Tais diferenças reafirmam novamente a falta de recursos por parte do setor público para a compra e distribuição de medicamentos à população.

Estima-se que 50% da população da América Latina tem pouco ou nenhum acesso aos medicamentos e que grande parte destes usam uma ou outra forma de plantas medicinais nos cuidados com a saúde. (JORQUERA, 1993, p.2).

Infelizmente o nosso País, nos últimos anos, passou por grandes mudanças no plano econômico, o que gerou severos danos aos programas sociais de saúde, e a descontinuidade destes programas tem gerado impacto negativo sob o consumo e mercado de medicamentos. Contudo, a população, vítima deste descaso tenta minorar estes problemas através da automedicação tradicional.

Parece lógico pensar que há necessidade cada vez mais emergente da participação e incentivo dos setores públicos em programas de saúde, tanto na geração de recursos direcionados à produção, bem como à pesquisa e formação de recursos humanos especializados, para atuarem junto a comunidade, alertando a necessidade de se criar meios seguros no controle de dados estatísticos de mercado e consumo de medicamentos. Cabendo aqui destacar a importante participação da Universidade engajada na vanguarda e no desenvolvimento de novas tecnologias, afim de propiciar a melhoria de qualidade de vida de nossa população.

As plantas, como medicamento, têm sido utilizadas por grande parte de nossa população, em diversos países industrializados, estas possuem significativa representação, pois, como afirma JORQUERA (1993), dos 173 bilhões de dólares em fármacos consumidos em 1990, cerca de 25% contém pelo menos um componente de origem vegetal, ou são sintetizados a partir destes. As plantas são utilizadas em quase todo mundo como matéria-prima, na forma de extratos, óleos essenciais e substâncias químicas puras e semi-sintéticas.

O Brasil exporta cerca de 7 milhões de dólares anuais em extratos dentre eles alcaçuz, áloes, bardana, arnica, catuaba, ipecacuanha e quina. Porém o país importa a quase totalidade de produtos naturais de alto valor unitário, dentre eles alcalóides, hormônios esteroidais, glicosídeos, drogas vegetais e seus extratos, óleos essenciais e corantes naturais, para o uso da Indústria Farmacêutica e de Cosméticos. Dentre os produtos importados figuram aqueles que compõem a Relação de medicamentos essenciais (RENAME), como glicosídeos, cardiotônicos, digoxina, deslanósideo e tiocolchicosídeo. (PEREZ DIAS, 1995, p. 57).

O desafio que se impõe neste momento histórico é buscar respostas a estas questões e deve resultar da parceria entre Governo, Universidade e Indústria os quais poderiam atender aos apelos da modernidade e criar recursos alternativos para melhoria da qualidade de vida dos cidadãos.

INCENTIVOS GOVERNAMENTAIS E INSTITUCIONAIS

A Organização Mundial de Saúde aponta que no ano 2.020 a população mundial chegará a 7,5 bilhões de pessoas; destas cerca de 75% viverão em países em desenvolvimento, os quais consomem hoje menos de 15% do mercado total de medicamentos, o que indica que esta população deverá depender, no futuro, mais ainda das plantas medicinais.

Por esta razão, a Organização Mundial de Saúde, mediante Resolução (WHA 31.33, 1978) junto aos países membros, reconhece a importância das plantas medicinais nos cuidados com a saúde e recomenda que sejam providenciados os seguintes aspectos:

- Um inventário e classificação terapêutica, atualizados periodicamente, de plantas medicinais utilizadas nos diferentes países.
- Critérios científicos e métodos para assegurar a qualidade das preparações com plantas medicinais e sua eficácia no tratamento de condições específicas e enfermidades.
- Estandartização internacional e específica de identidade, pureza, potência e boas práticas de fabricação.
- Métodos para o uso seguro e efetivo de produtos Fitoterapêuticos por diferentes profissionais da saúde.
- Disseminação de centros de investigação nos estados membros e,
- Designação de centros de investigação e capacitação para o estudo das plantas medicinais.

Neste mesmo sentido, em maio de 1987, a 40ª Assembléia Geral da Organização Mundial de Saúde Resolução (WHA 40.33) reafirma os aspectos anteriores, assim como recomenda aos países membros a tomar, entre outras, as seguintes ações:

Iniciar programas globais para a identificação, validação, preparação, cultivo e conservação das plantas medicinais utilizadas na medicina tradicional.

Assegurar o controle de qualidade dos medicamentos, derivados de medicamentos vegetais tradicionais e aplicar tecnologias adequadas e boas práticas de fabricação. (WHA 40.33, 1987).

Em paralelo, o Ministério da Saúde do Brasil, baixou Diretrizes e Prioridades de Investigação em Saúde (Portaria n° 212, de 11/9/81) incluindo as plantas medicinais. Em 1988, a Comissão Nacional Interministerial de Planejamento e Coordenação (CIPLAN) implanta a Fitoterapia como prática oficial de medicina e orienta as Comissões Interinstitucionais de Saúde (CIS) a buscarem a inclusão no Sistema Único de Saúde (SUS, Brasil, 1988) da Fitoterapia nos serviços primários de saúde. Tal recomendação condiciona o uso de plantas medicinais a um estudo científico incluindo: investigação antropológica-botânica junto a medicina tradicional popular; isolamento e caracterização de substâncias ativas; transformação química gerando novos fármacos, relacionando estrutura - atividade, e definindo mecanismos de ação das drogas, através de ensaios farmacológicos, toxicológicos, pré-clínicos e clínicos. (RIBEIRO, 1993).

Em 26 de março de 1988, a Conferência Internacional sobre Conservação de Plantas Medicinais foi convocada em Chiang Mai, Tailândia, com a presença, da Organização Mundial da Saúde (OMS), da União Internacional de Conservação da Natureza e Recursos Naturais (IUCN) e da Fundação Mundial da Vida Selvagem (WWF), resultando o compartimento ao objetivo coletivo "saúde para todos até o ano 2.000" - conduziu a Declaração de Chiang Mai intitulada "Salvem Plantas que Salvam Vidas" (WHO / IUCN / WWF) AKERELE (1988), referida na íntegra face a importância que seu conteúdo representa.

Nós:
Consideramos que as plantas medicinais são essenciais nos cuidados primários à saúde, na automedicação e nos serviços nacionais de saúde;
Estamos perplexos com as conseqüências de perdas na diversidade vegetal em todo mundo; Vemos com séria preocupação, a ameaça de muitos vegetais, fontes de drogas tradicionais e modernas;
Alertamos a: Nações Unidas, suas agências e Estados Membros, a de outras organizações internacionais e seus membros, bem como organismos não-governamentais, para:
• A fundamental importância das plantas medicinais nos cuidados à saúde;

- A crescente e inconcebível perda destas plantas medicinais devido à destruição de seu *habitat* e as práticas predatórias de colheita;
- O fato dos recursos vegetais de um país serem, freqüentemente, de importância crítica para outros países;
- O significativo valor econômico das plantas medicinais usadas hoje e da potencialidade do reino vegetal como fonte de novas drogas;
- A persistente fragmentação e perda de culturas indígenas, que muitas vezes representam a solução para a descoberta de novas plantas medicinais que podem beneficiar a comunidade global;
- A urgente necessidade de cooperação e coordenação internacional, no estabelecimento de programas para a conservação de plantas medicinais que asseguram a disponibilidade quantidades adequadas para futuras gerações.

Nós, membros da Consultoria Internacional Chiang Mai, conclamamos todas as pessoas ao comprometimento para que 'Salvem Plantas que Salvam Vidas' Chiang Mai, Thailand, 26 de março de 1988. (Trad. SCHEFFER, 1991).

A exemplo da China que, possui uma medicina tradicional milenar calcada no uso de plantas medicinais, que serve aos cuidados primários de Saúde, podemos entender que a utilização de todos os recursos apropriados e disponíveis, incluindo a medicina tradicional, constituem alternativas ao tratamento das enfermidades. Tal inclinação tem significado, por parte das autoridades e administrações de saúde, considerável atenção ao uso de plantas medicinais. O mesmo se pode observar quando o Ministério do Meio Ambiente dos Recursos Hídricos e da Amazônia Legal lançou diretrizes para implantação do "Plano Nacional de Saúde e Ambiente no Desenvolvimento sustentável" em setembro de 1995, que apresenta nos requisitos para a ação integrada, no campo de Pesquisa e Desenvolvimento tecnológica, as bases de ação na área de medicinais para prevenção, tratamento e produção de fármacos, a partir da biodiversidade avaliando aspectos tecnológicos, políticos e econômicos envolvidos na sua exploração (RIBEIRO, 1993, p. 60).

Sob esta perspectiva globalizadora, calcada no trabalho interdisciplinar, é que se passa a considerar a importância das plantas medicinais.

IMPORTÂNCIA DAS PLANTAS MEDICINAIS NA TERAPÊUTICA

Já podemos concluir que os produtos de origem natural, podem ser tão eficientes quanto aqueles produzidos a partir de síntese química e atualmente a humanidade racionalmente observa as plantas em seu *habitat*, estuda sua reprodução, promove investigação sistemática de grupos botânicos, a fim de validar as pesquisas sobre plantas, desenvolver novas tecnologias e assegurar uma terapêutica mais segura. Considerando que o nosso País possui cerca de 120.000 espécies das quais somente 10% foram estudadas do ponto de vista químico e farmacológico, KOROLKOVAS (1983), afirma que se torna fundamental a adoção de uma política setorizada que inclua em seus objetivos a formação de recursos para a produção de fármacos e insumos intermediários. A falta de políticas explícitas de distribuição de medicamentos essenciais às populações carentes e o custo elevado no desenvolvimento e produção de novos medicamentos, o que pode levar cerca de dez a vinte anos, desde o desenvolvimento até a comercialização, tem inviabilizado enormemente o progresso da indústria nacional.

Seja qual for a linha de pesquisa desenvolvida, as plantas medicinais devem ser tratadas com maior rigor e entusiasmo em todo mundo. A importância do estudo das plantas medicinais determina um enorme impulso no progresso e independência sócio-econômica e científica de nosso País. Apesar de já estarem incorporando em sua farmacopéia, monografias que atendam questões regulamentares de grande interesse da indústria nacional de medicamentos. O tempo urge, e a agilização na implantação da lei de patentes, tornará o Brasil, dependente de muitas tecnologias industriais internacionais, pois, infelizmente, este procedimento encarecerá o produto final.

As empresas internacionais controlam cerca de 80% da produção brasileira de medicamentos. Nossa indústria não recebe incentivo de nenhum segmento governamental a fim de desenvolver um setor industrial independente, quanto à formação de pessoal e inovação tecnológica. Os novos cenários impõe ao Brasil um esforço maior para competir internacionalmente e assegurar desenvolvimento econômico.

Nós importamos cerca de 80% do que usamos como fármaco para medicamentos.
Um país só reconhece patentes quando tem produtos próprios para patentear. (MARTINS, 1993, p.43).

É neste contexto, de uma indústria desnacionalizada e ainda amplamente limitada, que o País deseja aplicar a lei de patentes.

Sem dúvidas, delineia-se uma página da história social, econômica e científica, inspirada pelo entusiasmo e dedicação de nossos cientistas no campo da química de produtos naturais. Porém, temos um impasse: os sintéticos possuem tecnologias sofisticadas, cujas patentes estão sob domínio de empresas tradicionais, e por outro lado, estes chegam às farmácias, em composição, dosagem e estabilidade definidas, embalagens higiênicas e seguras. A indústria nacional, principalmente representada pelo setor de produção de Fitoterápicos, apresenta-se deficitária quanto ao desenvolvimento de tecnologias de produção.

As empresas internacionais, segundo DIAS (1995) que atuam no mercado da produção de medicamentos, não possuem interesse em gerar tecnologia nacional e as empresas brasileiras não o fazem por falta de capital ou visão empresarial. Tal quadro suscita a parceria de Universidades públicas com a Indústria Nacional, para o desenvolvimento de tecnologias mais eficientes, seguras e economicamente viáveis. Esta interação Universidade-Indústria, principalmente nas questões referentes a tecnologias consideradas de ponta, pode contribuir para o resgate de nossa soberania. Portanto, o Brasil tem de apressar-se sob pena de restarem somente protestos contra as patentes internacionais de nossa flora.

A evidente demanda, já pode avaliar que o investimento em pesquisas, referentes à propagação, cultivo, fitoquímica, farmacologia, toxicologia, clínica e desenvolvimento tecnológico de Fitoterápicos, ocupa lugar na ordem de prioridades no ramo de medicamentos em nosso País. O previsível e imprevisível momento político-econômico nacional nos condiciona a preparar melhor nossos profissionais na construção deste saber de modo a contribuir com competência nos mecanismos de autonomia do País. A partir da pesquisa integrada sob enfoque multiprofissional, levará o tratamento científico da Fitoterapia como necessidade emergente da formação dos profissionais envolvidos.

Nesse contexto em que as tecnologias principalmente consideradas de ponta, são instrumento dos países desenvolvidos, o Conselho de Reitores das Universidades Brasileiras, a Presidência da Confederação das Indústrias de São Paulo e o Governo do Estado de São Paulo, em 14 de julho de 1992, assinaram uma "Carta de Princípios" sobre os valores que deveriam orientar as relações entre a empresa e a Universidade, na qual se propõe:

> A parceria dos agentes sociais, governo, empresas e Universidades, que precisam assumir atitudes pro-ativas em benefício do social, resguardados seus respectivos espaços de atuação, bem como suas responsabilidades específicas. A interação empresa-Universidade é condição fundamental na construção do tripé sobre o qual se mantém, nos países desenvolvidos, estruturas de mercado, velocidade de informação e agilidade de gestão.(SILVA, 1994, p.9).

UMA VISÃO CRÍTICA DA QUALIDADE DOS FITOTERÁPICOS

A indústria nacional de medicamentos concentra significativa parcela de recursos na produção de Fitoterápicos. Tais produtos Fitofarmacêuticos são constituídos por extratos-fluídos, tinturas, xaropes, soluções, comprimidos, drágeas, cápsulas e em grande parte por drogas *in natura*.

Os problemas mais freqüentes encontrados são:

a. identificação botânica equivocada;
b. composição química sem uniformidade;
c. presença de contaminantes (corpos estranhos, microrganismos, biocidas);
d. embalagem inadequada (sob aspectos tecnológicos e legais);
e. bula irregular:
   1. indicações inadequadas,
   2. posologia empírica;
   3. ausência de comprovações farmacológicas, toxicológicas e clínicas;
f. determinação empírica do prazo de validade.

Todas estas questões demonstram a deficiência e precariedade da qualidade, desde a matéria-prima até o produto acabado. A falta de desenvolvimento tecnológico dos produtos, à luz do controle de qualidade, durante e após os processos, caracteriza o quanto temos que avançar através da pesquisa científica.

A nova legislação remete a indústria ao desenvolvimento de tecnologias que assegurem e confirmem a eficiência da formulação, apresentando modelos passíveis de validação. A confecção de monografias oficiais, torna-se um instrumento que vem atender as necessidades emergenciais da indústria, viabilizando o controle de qualidade de forma eficaz, sob todo o conjunto de fatores que incluem a matéria-prima, controle de processo e controle da forma farmacêutica, incluindo os impressos - bula, embalagem e propaganda.

FITOTERAPIA: MITO X REALIDADE

Importante aspecto a ser considerado são as questões culturais que fazem parte de nosso País. O emprego das plantas medicinais, deriva essencialmente do saber popular.

Atualmente, as plantas medicinais passam a ser objeto de grande interesse, não só por parte dos cientistas, mas também da população, que por si mesma tenta resgatar o legado cultural de que fazem parte. Imbuídos em recuperar hábitos de vida mais saudáveis, incentivados pelos meios de comunicação e vítimas de oportunistas, alimentam o comércio o "charlatanismo".

O incentivo ao uso das plantas e seus derivados, leva muitas vezes à substituição por conta própria, do atendimento médico, e por sua vez, da terapêutica adequada. Os riscos de intoxicação, contaminação microbiológica e agravamento dos estados patológicos, se oportunizam quando não ocorrem atendimentos médico e farmacêutico adequados.

A Fitoterapia sobrevive em meio ao mito e à realidade, onde diz-se: "o que é natural não faz mal". Esta afirmação incorre no uso inadequado de medicamentos quimicamente potentes, tóxicos e/ou inadequados. Assim, os coquetéis de plantas adquirem uma roupagem equivocada quando se apresentam como complementos alimentares. Os "*kits* emagrecedores" e a indicação informal de que "de curandeiro todos têm um pouco" têm feito muitas vítimas, sob diversos aspectos.

Segundo o Informe Epidemiológico do SUS, que apresenta dados obtidos a partir do Sistema Nacional de Informações Tóxico-Farmacológicas (SINITOX, 1996), o número de adultos e crianças, vítimas de intoxicações pelo uso indevido de plantas e medicamentos, têm aumentado muito nos últimos anos.

Isto demonstra novamente a diminuição do poder aquisitivo, aliado ao sucateamento do atendimento de saúde às populações carentes, o que tem promovido e viabilizado a automedicação.

Dos 7.405 casos de intoxicação e envenenamento humanos notificados ao SINITOX no Brasil, no período de 1985 a 1993, provocados pelo uso de plantas medicinais, 53,9% atingiram homens adultos, 43,94% atingiram mulheres adultas em 2,12% dos casos, foi ignorada a categoria. Daqueles, 6.511 obtiveram cura, 54 sofreram óbito e 840 foram ignorados. Acresçam-se aos 1.177 casos de intoxicação e envenenamento, ocorridos somente em 1992, em crianças cuja faixa etária compreende 0-5 anos. Cabe salientar que estes dados poderiam ser mais alarmantes; necessita-se considerar a dificuldade de se cadastrar oficialmente as ocorrências, muitas destas não chegam às emergências de saúde pública, ficando excluídas dos dados oficiais.

Portanto, insistimos em afirmar que o uso, sem controle, de plantas medicinais utilizadas pela população, constitui risco para a saúde pública. Parece evidente que as Universidades desempenham papel fundamental na inversão desta etapa, na formação competente de profissionais atuantes no ramo da Fitoterapia.

Urge a necessidade de investir em campanhas de alerta e esclarecimento à população. Estes procedimentos devem incorrer na viabilização do processamento de informações desta natureza, e promover o acompanhamento das vítimas, encaminhando o tratamento científico e tecnológico da Fitoterapia, como caminho seguro, eficaz e economicamente viável, no atendimento à saúde primária.

A Universidade consolidada, a serviço de uma ideologia técno-cientificista e desenvolvimentista, calcada no crescimento quantitativo e qualitativo do sistema, pode contribuir para enfatizar a importância das plantas medicinais e seus derivados, em programas educacionais dirigidos à formação de médicos, farmacêuticos, enfermeiros, químicos, agrônomos e demais profissionais envolvidos e também para viabilizar a participação acadêmica em atividades de pesquisa, direcionadas ao aproveitamento da flora nativa, capacitando-os a atender ao mercado industrial de Fitoterápicos, viabilizar e incentivar programas de estágios, que propiciem ao acadêmico uma panorâmica real dos processos tecnológicos. Por outro lado, a Universidade pode propiciar a criação de centros especializados em pesquisa de plantas medicinais, sob a ótica da interdisciplinaridade, oportunizando a formação de bancos de informações e conseqüentes intercâmbios interinstitucionais de informações científicas sobre os Fitoterápicos.

Enfim, há muito por fazer, criar medidas educacionais que venham alicerçar e garantir, tanto quanto possível, avanços que permitam aos produtos Fitoterápicos atenderem atributos confiáveis quanto à eficácia e à segurança.

Surge a constatação da necessidade de avaliar as questões e voltar-se para a articulação dos ramos da ciência a fim de construir um conteúdo organizado, segundo enfoque epistemológico da interdisciplinaridade, pois a construção do conhecimento não se dá, de forma alguma à margem da realidade. Diante dos conteúdos organizados redirecionar o ensino e aprendizagem por meio de uma abordagem progressista aliada ao ensino com pesquisa, pois os conteúdos não se validam sem a aplicação da metodologia. E esta assenta sua importância na viabilização e aplicabilidade dos conteúdos.

parte II

TRATAMENTO CIENTÍFICO DA FITOTERAPIA

A Fitoterapia entendida como ciência que trata o estudo e aplicação científica de plantas medicinais na terapêutica, possui eficácia e aplicabilidade, desde que tratada como prática cognitiva interdisciplinar. Deste modo, pode transcender os tempos e validar o saber popular em favor da saúde.

Nesta perspectiva, impõe-se a necessidade de partir das especificidades deste saber e compor a inter-relação cognitiva dos conteúdos, em prol da construção eficiente, segura, moral e ética desta prática de saúde. Na formação acadêmica dos futuros profissionais, esta se oportuniza por meio de uma abordagem globalizadora e emancipatória, afim de garantir a evolução, representada pela conquista de novas alternativas que acompanham o progresso desta ciência.

Neste intuito, os autores constróem, sob uma análise lógica e crítica, a aplicabilidade técnico-científica desta ciência, de modo a possibilitar aos acadêmicos uma panorâmica da inter-relação destas especificidades que compõem a Fitoterapia. Para tanto, apresenta-se uma série de discussões científicas sob os ramos que constituem este saber.

ANTROPOLOGIA X ETNOBOTÂNICA

Consideramos a Fitoterapia, preliminarmente como um "saber popular" e um "saber fazer" que, antes de conhecimento científico representa um patrimônio histórico milenar que subsiste por diversas civilizações, perpassa os tempos através de gerações e gerações, entendida como uma prática que compõe a medicina tradicional. Atualmente está consolidada em muitos países europeus, enquanto que no Brasil ainda é tratada com certa renitência nas práticas oficiais de profilaxia. A medicina tradicional é entendida e caracterizada por JORQUERA (1995) como conjunto de conhecimentos e práticas, que possuem como fundamento o saber médico ancestral da população, modificado através dos séculos, pela influência cultural européia, pela religião cristã, pelas tradições africanas e elementos popularizados da medicina ocidental. É uma prática que se transmite pela tradição familiar, que possui seus próprios agentes de saúde, métodos próprios, quanto às enfermidades que a afligem.

Portanto, faz-se mister a presença dos olhares da Ciência, voltada à observação direta e à análise quanto a conservação e reprodução do objeto deste saber. Tal procedimento se justifica pela biodiversidade de nossa flora e cultura. É fruto da nossa colonização, que somado ao patrimônio vegetal e cultural do nosso País, foi enriquecido pela presença de colonos, que trouxeram em suas bagagens receitas, sementes, mudas, crenças e ritos que se misturaram aos índios e seus costumes, que somados e interligados, reproduzem a identidade de nossa flora. Resultante da relação direta de tantas raças, tantas épocas e tantas culturas, promoveram o arsenal botânico, que representa o maior recurso terapêutico natural, cultural e humano da relação homem-natureza, o qual prescinde as instâncias oficiais (ANDRADE, 1989).

A referida proposição é comprovada por Gilberto SCHWARTSMAN, quando declara que "o nosso País possui cerca de 30% das florestas tropicais existentes no globo". Estima-se que existam entre 55 mil e 80 mil espécies vegetais só na Amazônia, sendo que destas somente 2% já foram estudadas sob algum aspecto, pelos cientistas. A exemplo disto, sabe-se que nas florestas brasileiras existem equipes científicas em busca de novas drogas, onde o ponto de partida referencial é a própria população local e seus hábitos e costumes, o que perfaz um infindável resgate de informações. As linhas de pesquisa atualmente seguidas por diversos grupos de farmacologistas e químicos não ocorre aleatoriamente. O trabalho é direcionado a partir da utilização popular destas drogas vegetais.

Nesta perspectiva, não se podem entender as nossas florestas como reserva infindável de drogas vegetais, e executar somente através do extrativismo uma pesquisa aleatória, desvinculada dos referenciais culturais de que fazem parte. Reconhecer a importância das relações homem / natureza, significa um avanço cognitivo. Implica em usar a ciência em prol da globalização deste saber, de forma a garantir o patrimônio cultural e a biodiversidade.

Alguns farmacologistas, como Elaine Elisabetsky passaram parte da década de 80 na Amazônia, em busca de dados, coletando plantas e relacionando a forma de uso das mesmas pelos caboclos e índios da região. Atualmente com este referencial como objeto de trabalho, a mesma realiza na Universidade Federal do Rio Grande do Sul, em Porto Alegre, uma série de pesquisas de drogas, com atividade analgésica, anticonvulsiva e destinadas ao mal de Alzheimer, como a mesma declara em entrevista concedida a Fonseca S. Fioravanti da Revista "Globo Ciência" (1995).

A história também tem demonstrado muitos exemplos, onde a descoberta científica sobre as plantas medicinais só obteve êxito por saber o momento exato de observar e aprender, para posteriormente intervir.

O resgate de tais informações surge do avanço metodológico, que visa aliar a antropologia e a etnobotânica com caráter interdisciplinar, no que se oportuniza o tratamento científico da Fitoterapia. Tal enlace representa uma reforma no modo de conhecer, ou seja, de realizar a pesquisa dentro do contexto cultural. A ciência se apropria do conhecimento popular, o qual se torna objeto de cognição; em troca, esta oferece a garantia de preservação.

Esta nova forma de relação, entre a pesquisa e o objeto, incorpora-se ao processo de produção do conhecimento científico. Nesta prática as plantas recebem um nome botânico e suas informações direcionam a pesquisa nas áreas botânica, fitoquímica, farmacológica, tecnológica e clínica. Representa a garantia da manutenção das espécies, pois muitas já se perderam no tempo que passou. Há muito por se fazer e há tempo de salvar e aprender a cultivá-las, o que assegura a continuidade deste arsenal de cura.

A validação e segurança da pesquisa etnobotânica se dá a partir da coleta de exemplares destinados a elaboração de exsicatas, um catálogo oficial depositado em museu botânico ou herbário, sob registro; outros submetidos ao levantamento sistematizado, cuja pesquisa consiste basicamente em coligir informações sobre o nome popular das plantas, a parte usada, o modo de preparo, a dosagem, indicações populares, informações adicionais e coleta de exemplares. Estes são submetidos a classificação e identificação botânica e verificação de determinados caracteres, como os aspectos morfológicos estruturais e taxonômicos.

Tal metodologia sistematizada e integrada às áreas de Antropologia e Botânica caracterizam efetivamente o marco inicial da pesquisa científica em Fitoterapia, fornecendo subsídios, norteando a direção da pesquisa agronômica, farmacológica e química, promovendo a garantia de preservação e melhoramento das espécies.

Vale pois lembrar que de nada adiantaria conhecer a espécie e seu potencial farmacológico, se não possuirmos as tecnologias de cultivo o que direciona neste instante a abordagem agronômica, no tratamento científico da Fitoterapia.

ASPECTOS AGRONÔMICOS X BOTÂNICOS

Diante das resoluções da Organização Mundial de Saúde (OMS) é mister que se implementem políticas nacionais que complementem e viabilizem a articulação e integração das práticas terapêuticas oficiais e tradicionais.

Urge a necessidade de se obter uma matéria-prima de boa qualidade, que oportunize segurança e promova a validação do processo tecnológico de produção. Há diversos aspectos a serem considerados como a identidade botânica correta, as variedades, forma e época adequada de cultivo, relacionados à quantificação das substâncias ativas. Dentro deste ramo cognitivo, muito se tem desenvolvido, e muito há por se fazer. Os especialistas tem resgatado e promovido a busca sistematizada dos aspectos fenológicos e ecológicos. Há, no entanto, que direcionar incentivos a programas específicos de conservação das plantas medicinais. Não é possível admitir, à luz da ética e valorização moral, estilos e formas de desenvolvimento que prejudiquem segmentos sociais e ou áreas geográficas, no intuito de exploração e esgotamento de recursos naturais.

A industrialização e comercialização de muitas espécies vegetais, cuja atividade terapêutica já foi largamente comprovada, utiliza as mesmas em quantidade e qualidade, em conformidade a tal aplicação. Considerando a diversidade de nossa flora, a amplitude de nosso País e consequentemente as variáveis edafo-climáticas existentes, percebe-se a necessidade de normalizar as tecnologias de produção vegetal, a fim de promover homogeneidade de composição fitoquímica e ação farmacológica, oportunizando a segurança e eficácia terapêutica dos fitofármacos.

Os estudos agronômicos devem comportar algumas etapas que requerem monitoramento constante. Sob esta ótica, caracteriza-se como imprescíndivel observar:

> Aspectos fenológicos, forma de propagação, época de plantio, época de coleta, necessidades nutricionais, ocorrência de pragas e enfermidades, densidade das plantas, interações específicas das plantas, secagem e beneficiamento, beneficiamento e armazenamento. (SCHEFFER, 1992, p. 5).

Tal roteiro viabiliza a validação de determinada espécie, garantindo a obtenção de matéria-prima de qualidade, o que determina uma concentração de substâncias ativas, dentro de uma escala mínima e máxima, que pode representar um padrão referencial de aceitabilidade para a indústria. Além de que o cultivo monitorado pode proporcionar o aumento da produção de biomassa por área, sem afetar o valor terapêutico da planta. Ainda nesta perspectiva deve-se atentar a reprodução vegetal das plantas medicinais, executado por grande parte dos produtores que elencam poucos indivíduos que não (estaquia) significam a real representatividade da espécie.

Outro aspecto muito importante, refere-se às questões sanitárias com que este vegetal chega à indústria. Os cuidados, principalmente no manejo, possuem relação direta com a qualidade do produto acabado. O treinamento de agricultores por profissionais capacitados, farmacêuticos e agrônomos se faz mister, posto que se trata de matéria-prima para produção de medicamentos. É gritante o fato de observarmos na prática, contaminantes como fragmentos de insetos, terra, madeira e outros, o que caracteriza o manejo indevido. Se considerarmos a presença de contaminantes microbiológicos como *Escherichia coli, coliformes fecais, Pseudomonas aeruginosa* e outros evidenciados em pesquisa realizada com alguns produtores do Estado do Paraná, constata-se a urgência em tomar medidas educativas que contemplem a integração multiprofissional de biólogos, farmacêuticos, agrônomos e engenheiros florestais, no treinamento de agricultores, comungando na busca da qualidade, em prol da eficácia e segurança terapêuticas, por tratar-se de matéria-prima para a produção de medicamentos.

Sob o ponto de vista farmacêutico, a tomada de alguns procedimentos básicos reduziria efetivamente a presença de contaminantes: (MIGUEL, 1996).

- lavagem de folhas, caules e raízes, quando for possível;
- manter o vegetal, após coletado, sobre suporte, no mínimo a 30 cm do solo;
- seleção prévia do material em mesa sobre cavaletes; secagem, moagem e armazenamento devem ser executados por operadores devidamente paramentados (guarda-pó, luvas, touca);
- manter o local de trabalho sempre limpo e seco;
- limpeza do secador após cada secagem (não permitir entrada de operadores com botas e calçados sujos de terra); para tanto, separar os operadores de coleta e beneficiamento;
- limpeza do moinho após execução de cada tarefa;
- não permitir a presença de animais em áreas como secador, moinho e armazém;
- treinamento básico periódico dos operadores quanto às questões de higiene pessoal;
- a água de irrigação e lavagem das plantas deve ser de boa qualidade; caso seja de poço, este deve atender as normas básicas de segurança sanitária, ou seja, longe de fossas, e poços mortos, de locais onde haja aplicação de agrotóxicos e inseticidas em outros cultivares.

A garantia de conservação e diversificação das plantas medicinais necessita do suporte das técnicas agronômicas, bem como investigações genéticas e biotecnológicas. Para este propósito confluem reservas genéticas, estudos sobre biossíntese de fitoconstituintes, como fatores fundamentais na obtenção de espécies melhoradas.

A exemplo disto pode-se citar:

O Centro Nacional de Investigações de Recursos Genéticos e Biotecnológicos (CENARGEM) cujas linhas específicas de ação sobre plantas medicinais comportam estudos etnobotânicos etnofarmacológicos e conservação de recursos genéticos de plantas de comprovado valor terapêutico. Este possui banco de germoplasma contendo cerca de 133 espécies de plantas medicinais do Brasil. Em conformidade CENARGEM / EMBRAPA possuem um programa de coleção de germoplasma de jaborandi (*Pilocarpus spp*). E o Centro de Investigação Agroflorestal da Amazônia (CPATU / EMBRAPA) localizado em Belém possui 82 *accesiones* de ipecacuanha (*Cephaelis ipecacuanha*). (JORQUERA, 1995, p.12).

Nesse contexto objetiva-se atender o paradigma do desenvolvimento sustentável, o que impõe mudanças de atitude e de relações entre os setores privado, público, acadêmico e não-governamental, condição fundamental para viabilizar o atendimento à saúde primária através de ações que norteiem o rumo da saúde e ambiente.

ASPECTOS FARMACOGNÓSTICOS E FITO QUÍMICOS

Como a área de grande amplitude, compõe parte do elenco de disciplinas das ciências farmacêuticas, o termo farmacognosia foi introduzido por C. A. Seydler, em 1815 na Alemanha (TYLER e *cols*. 1988). Também denominado por alguns autores como fisiofarmacognosia, é uma palavra composta, de origem grega *pharmakon* que significa droga e *gnoses* que significa análise, conhecimento, portanto, análise de drogas.

A idéia mais abrangente do alcance de Farmacognosia, apresentado por Flückiger, estabelecia como "sendo uma aplicação simultânea de várias disciplinas científicas com o objetivo de adquirir conhecimento de drogas sob qualquer ponto de vista", por outro lado a Farmacognosia poderia ser definida como uma ciência aplicada que trata das feições biológica, bioquímica e econômica de drogas naturais e seus constituintes (TYLER e *cols*. 1988).

Na terminologia farmacêutica alemã entende-se por droga, vegetais inteiros, secos ou suas partes, e animais dessecados, partes animais ou secreções.

Segundo a Portaria 6 de janeiro de 1995 "droga é a planta, o microorganismo, o mineral ou suas partes que após sofrerem processos de coleta, secagem e estabilização e conservação que justifiquem o seu emprego na preparação do medicamento".

Aquela área do conhecimento trata dos aspectos que viabilizam o diagnóstico de vegetais, animais e minerais, caracterizados como matéria-prima para medicamentos, ou seja substância com atividade farmacológica definida.

No estudo das plantas medicinais, a farmacognosia objetiva elucidar a identidade botânica, a integridade, a composição química, a pureza, a análise quantitativa de substâncias ativas e atividade da droga. Segundo TYLER (1988), trata especificamente da diagnose de vegetais e seus derivativos com atividade farmacológica reconhecida.

Esta ciência possui grande aplicação na área do controle de qualidade das drogas vegetais, através de sua identificação, pureza e integridade, quantificando a matéria-prima vegetal para a produção de medicamento.

A perspectiva da Farmacognosia, como disciplina espelhada no esforço da pesquisa científica qualitativa, transforma-se sob a ótica da Fitoquímica, desempenhada, nas últimas décadas, especialmente à obtenção da proteção da propriedade industrial.

A Fitoquímica, reconhecida como química de vegetais ou química de produtos naturais, trata do isolamento e identificação, determinação e modificação estrutural de substâncias orgânicas presentes nas plantas sem uma relação prévia com eventual atividade biológica. Assim ela se preocupa em estudar formas adequadas de obtenção de derivados dos compostos previamente isolados e identificados, no sentido de obter substâncias puras com maior atividade farmacológica e menor toxicidade (vide fluxograma I).

Esta possui como objetivo, descobrir novas drogas para a cura dos males que afligem a humanidade, e principalmente contribuir na terapêutica, minimizando os efeitos colaterais de produtos naturais bioativos já utilizados. Neste propósito, a mesma busca extrair substâncias ativas dos vegetais, e após purificação, submeter a testes farmacológicos, visando a otimização da ação medicamentosa, tornando-os menos tóxicos e mais potentes.

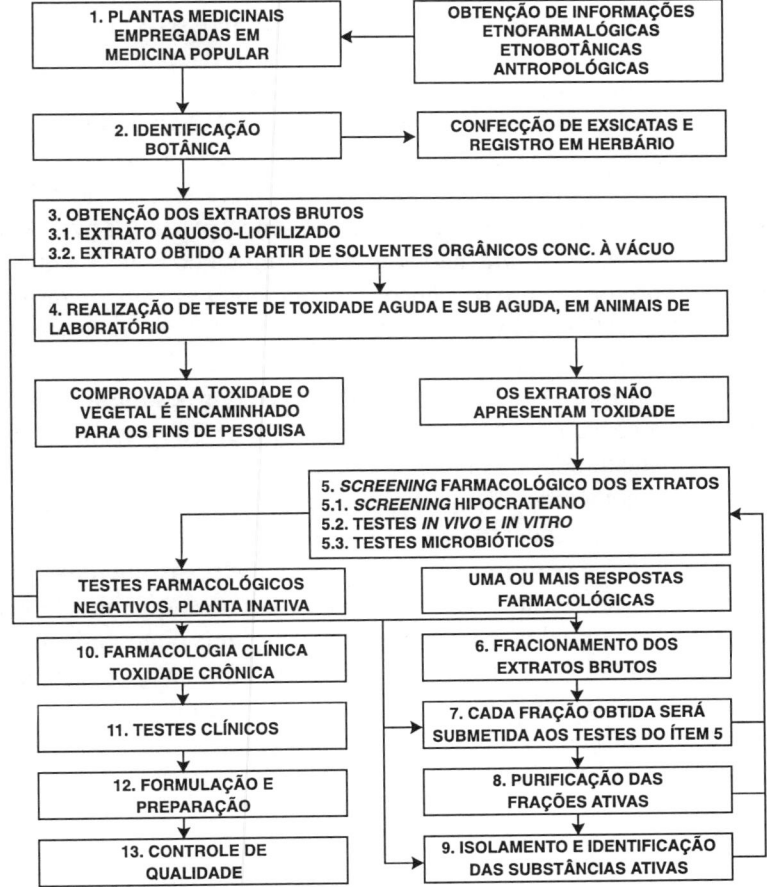

Desta forma contribui na produção de novos fármacos naturais, que junto aos sintéticos, podem oferecer uma terapêutica mais segura, eficaz e preventiva.

A Fitoquímica, junto da Farmacologia Clínica, aponta caminhos mais seguros no exercício da Fitoterapia. A partir desta linha de pesquisa, poderemos garantir que cheguem às nossas farmácias, medicamentos Fitoterápicos com composição e dosificação determinadas, em embalagens higiênicas, com validade determinada, garantindo a eficácia terapêutica comprovada. Isto somado a importante tarefa de gerar modelos para a síntese e preparação de derivados, que representam o futuro da Fitoterapia como ciência.

Porém, devem ser considerados os exemplos da *Smith Kline & French do National Cancer Institute* e Eli Lilly, demonstrando os limitados retornos de macivos investimentos de esforços e capital que vem ocorrendo nos Estados Unidos da América. (TYLER e cols. 1988).

No caso a companhia *Smith, Kline & French* suportou um programa de *screening* de drogas vegetais para presença de alcalóides por mais de uma década, sem obter um único produto novo. Já o *National Cancer Institute*, não identificou um único novo agente de aplicação no tratamento do câncer humano, após ensaio de aproximadamente 40.000 mil vegetais. Por outro lado, como notória exceção, podemos citar a descoberta da vincristina e viblastina, extraídos do *Catharanthus roseus* de Madagascar por pesquisadores da Eli Lilly na década de quarenta, no *screening* de 200 vegetais, buscando agentes hipoglicemiantes e encontrando tais agentes anti-tumorais. Considerando tais implicações e nossa biodiversidade, ainda se faz mister, o incentivo às pesquisas em nosso País.

Estímulo a pesquisa e interesse acadêmico, institucional, governamental, industrial, nacionais e internacionais, que remete aos fitoquímicos a grande responsabilidade na pesquisa integrada, multiprofissional, aliada à farmacologia clínica, afim de apontar caminhos elucidativos, eficazes, seguros e economicamente viáveis e, deste modo, promover o desenvolvimento tecnológico da terapêutica natural em nosso País.

ASPECTOS FARMACOLÓGICOS E TOXICOLÓGICOS

O aproveitamento das plantas medicinais na terapêutica tradicional somente se viabiliza com segurança, a partir do estudo farmacológico e toxicológico de extratos brutos ou de suas substâncias ativas isoladas e identificadas.

A farmacologia juntamente com a toxicologia compõem o estudo da verificação da atividade, aplicabilidade terapêutica e grau de toxicidade do vegetal. A este seguem os ensaios pré-clínicos e clínicos impreterivelmente necessários para uso seguro das drogas vegetais.

Ao entender o Fitoterápico como medicamento, temos que submetê-lo às etapas normais de validação. Diante desta afirmação, a portaria 6 de 31 de janeiro de 1995, que trata do registro de Fitoterápicos, exige a apresentação de estudos científicos, farmacológicos, pré-clínicos e clínicos bem como toxicológicos, pré-clínicos e clínicos, para o registro e comercialização destes medicamentos.

Diante da necessidade premente em se executar tais ensaios, a Secretaria Nacional de Vigilância Sanitária elaborou, em junho de 1996, a "Proposta para o estudo da toxicidade de produtos Fitoterápicos" e a "Proposta para estudo da eficácia de produtos Fitoterápicos". Tais regulamentações visam oportunizar a validação dos Fitoterápicos.

Para se validar uma planta medicinal de uso tradicional, são necessários procedimentos que comprovem a efetividade como medicamento, e que a aplicação terapêutica seja compatível com o uso, que pode ser caracterizado a partir dos testes pré-clínicos e clínicos, pois são avaliadas de acordo com os efeitos que produzem na espécie humana.

O estudo da eficácia, mecanismos de ação e potencial toxicológico de determinada droga e ou Fitoterápico, depende de bioensaios farmacológicos e toxicológicos *in vivo* e *in vitro*, que tem como objetivo contribuir para a validação das drogas.

Desde que concluída a etapa pré-clínica, uma planta possui os requisitos éticos-legais para ser testada em seres humanos, inicialmente em voluntários sadios e posteriormente em voluntários enfermos.

A etapa pré-clínica deve ser realizada em três espécies de animais de laboratório, uma das quais não deve ser roedora. Os parâmetros que norteiam tal avaliação, justificam-se:

> Deve-se tomar sérios cuidados quanto ao controle da toxicidade, interrompendo imediatamente o tratamento quando detectado qualquer alteração patológica provocada pela droga em ensaio. Na segunda etapa pré-clínica os medicamentos ativos são estudados em voluntários, através de ensaios especiais que determinam a interferência de medicamentos na reprodução, mutagenicidade, carcinogênese e dependência. (LAPA *in* JORQUERA, 1995 p. 75).

A abordagem ética dos critérios de investigação clínica permite dispormos de medicamentos apropriados ao uso com garantia de qualidade representada pela eficácia e inocuidade dos Fitoterápicos.

ASPECTOS DE QUALIDADE

A manipulação e a indústria de medicamentos convivem com processos que viabilizam a qualidade de seus produtos. O acompanhamento rigoroso durante e após os processos envolvidos, se estende da matéria-prima ao produto acabado, e, através do controle de qualidade, promove a garantia na eficácia e segurança do medicamento.

Ao abordar este tema, temos que considerar a evolução e preocupação em priorizar e regulamentar a adoção de Boas Práticas de Fabricação (BPF) e Controle de Qualidade de Medicamentos e Especialidades Farmacêuticas, que já há muitos anos vem sendo objeto de estudos e regulamentação pela Organização Mundial da Saúde (OMS). Em 1967, essa organização promoveu a elaboração de um primeiro esboço de BPF, por um grupo de consultores, apresentado na Vigésima Assembléia Mundial de Saúde (resolução WHA 20.34). No ano seguinte, o "Comitê de Peritos da OMS em Especificações para Produtos Farmacêuticos" aprovou para publicação, sob forma de anexo no seu vigésimo segundo relatório: /"Boas Práticas de Fabricação/ e Controle de Qualidade de Medicamentos e Especialidades Farmacêuticas" (OMS, 1992).

Na seqüência, em 1969, Assembléia Mundial de Saúde (WHA 22.50) aprovou sob forma de resolução, o texto Boas Práticas de Fabricação, tornando-o parte integrante do "Esquema da OMS para Aprovação de Qualidade de Produtos Farmacêuticos em Circulação no Comércio Internacional". Em 1971, o texto Boas Práticas de Fabricação foi reproduzido no suplemento da segunda edição da *The Internacional Pharmacopeia*. Em 1975, foram adotadas versões modificadas, tanto do esquema como do texto, de Boas Práticas de Fabricação, pela resolução WHA 28.65. Desde então, o texto não é revisto, porém ocorreram alguns avanços consideráveis nas Boas Práticas de Fabricação, através de documentos nacionais e internacionais como pode-se observar:

- *"Guide to good pharmaceutical manufacturing practice.* 1983. Londres, *Her Majesty's Stationary Office.,* 1983 (substituído pelo Guia CEE, 1992).
- *Bonnes pratiques de fabrication et production pharmaceutiques.* Paris, *Ministére des Affaires Sociales et de la Solidarité Nacionale. Secrétariat d'Etat chargé de la Santé. Direction*

de la Pharmacie et du Médicament. 1985. (substituído pelo Guia CEE, 1992)
- *ASEAN good manufacturing practices guidelines.* 2. ed. Associação das Nações do Sudeste Asiático. 1988.
- *Good manufacturing for medicinal in the European Communy Commission of the European Communities*, 1992.
- *Guide to good manufacturing practice for pharmaceutical products.* Convenção para o reconhecimento mútuo da Inspeção na Fabricação de Produtos Farmacêuticos (PIC, 1992).

Na seqüência, ainda, com o propósito de qualidade total surgem novas normas para o avanço tecnológico a partir do surgimento das "Diretrizes da Organização Internacional de Padronização (ISO)", especialmente os padrões "ISO 9.000 e 9.004", referentes aos sistemas de qualidade que consideram não só o produto, mas também todo o ecossistema que participa da sua confecção.

Especificamente nos aspectos relacionados à qualidade dos Fitoterápicos, outras importantes regulamentações surgiram, no sentido de atender às necessidades levantadas a partir do incentivo na produção e utilização de medicamentos tradicionais pela OMS, já abordados no capítulo anterior.

Diante das expectativas e necessidades surgem novas discussões, onde cabe ressaltar a "Quarta Conferência Internacional de Organismos de Regulamentação Farmacêutica" realizada em Tóquio (1986), que organizou propostas sobre a regulamentação dos Fitoterápicos. Na seqüência, em Paris, 1989, novas discussões apontam sobre o mesmo tema na "Quinta Conferência Internacional de Organismos de Regulamentação Farmacêutica". Ambos trataram da exploração comercial de medicamentos tradicionais na forma de produtos etiquetados e de venda livre. Concluindo que a Organização Mundial da Saúde, deveria organizar regulamentações básicas de legislação, para auxiliar os países membros na execução de registros legais e apropriados, de seus medicamentos, oportunizou-se a elaboração e apresentação da versão definitiva na "Sexta Conferência Internacional da Organização Mundial da Saúde, celebrada em Ottawa, em 1991 (WHO/TRM/91,1991). Através do que se origina o documento *"Quality Control Methods for Medicinal Plant Materials"* (WHO/PHARM/92.559) elaborado pela Organização Mundial da Saúde em 1992, na Suíça.

Finalmente, os países membros da OMS recebem subsídios a partir deste documento, para elaborar suas próprias regulamentações e exigências de qualidade na elaboração do registro de Fitoterápicos. Assim o Brasil, através da Portaria 6 de 31 de janeiro de 1995, instituiu e normalizou o registro de Fitoterápicos junto ao Sistema de Vigilância Sanitária.

A partir deste breve histórico de regulamentações e normalizações, é que se viabilizou a retomada dos aspectos referentes ao controle de qualidade dos Fitoterápicos, posto que até 1993 tudo o que havia eram normas e regulamentações amplas e gerais, a todos os medicamentos, sem a especificidade que o tema recomenda, principalmente por se tratar de material biológico, os vegetais tem peculiaridades diferentes. Há também que se considerar a diversidade de nossa flora, aliada a falta de subsídios científicos, que comprovem a eficácia de determinado vegetal.

Ao se tratar a qualidade e eficácia de uma droga, há que se considerar muitos parâmetros, entretanto cabe ressaltar alguns como:
a) uso popular;
b) identidade botânica;
c) qualidade da matéria-prima;
d) composição química, qualitativa e quantitativa;
e) atividade farmacológica;
f) formulação adequada ao uso indicado, etc.

Enfim, na área de desenvolvimento e produção de Fitoterápicos, esbarramos em diversas especificidades que consequentemente podem depor quanto à qualidade do produto final.

A eficácia terapêutica está intimamente relacionada à forma de obtenção e manipulação da matéria-prima ao produto acabado.

A obtenção vegetal é fator de mister importância pois se utilizarmos material oriundo de extrativismo, além de danificar as questões de preservação da espécie, pode trazer contaminantes como metais pesados, agrotóxicos, etc.

Por outro lado, a obtenção a partir de cultivo, pode melhorar sensivelmente a qualidade desde que, sejam obedecidas as questões agronômicas como: cultivo e colheita e também o beneficiamento, etc.

Ao passarmos para a manipulação e ou desenvolvimento tecnológico deste vegetal há que se considerar três fases; antes, durante e após o processo. Onde se destaca fundamentalmente, a presença do sistema de qualidade, que engloba treinamento de pessoal, organização, desenvolvimento, produção, envase e armazenamento.

- **A primeira fase** consiste em avaliar a fase anterior ao processo de produção onde a matéria-prima vegetal deve receber inspeção sob:
  a) verificação da presença de contaminantes como microorganismos e inseticidas, além do controle total específico das outras matérias-primas que irão compor a formulação;
  b) caracterização organoléptica, macroscópica e microscópica;
  c) análise fitoquímica qualitativa e quantitativa do vegetal.

- **A segunda fase** ocorre durante o processo; monitora-se a preparação fitoterápica intermediária (extrato fluido, extrato seco, tintura, etc.) que deve receber:
  a) análise fitoquímica quantitativa;
  b) resíduo pela evaporação;
  c) densidade;
  d) outros quando necessários, específicos a cada espécie vegetal e preparação elencada segundo monografia oficial.

A produção propriamente dita, deve receber o monitoramento em todas as fases de produção de acordo, com a especificidade da formulação e segundo monografia oficial.

- **A terceira fase** que compreende etapa posterior ao processo, quando o produto acabado, deve receber o monitoramento conclusivo, específico, também a formulação e a espécie vegetal, considerando o estudo de estabilidade do produto na determinação do prazo de validade, adequação de embalagens, comprovação farmacológica e estudos toxicológicos pré-clínicos.

Concomitantemente, ainda ocorre a confecção de bula e rótulo, de acordo com a portaria 6 de 31 de janeiro de 1995 da Secretaria de Vigilância Sanitária. Após a distribuição, o monitoramento da qualidade permanece em observação periódica, sob exemplares depositados, como contra-prova.

O *marketing*, ao divulgar as propriedades de fitopreparados, observa os elementos gerados pela pesquisa e garantia de qualidade destes produtos.

O controle de qualidade é um sistema integrado, que intervém em todas as fases da administração, desde a venda até a dispensação do produto: passa pelo planejamento, projeto, aquisição de matéria-prima, processos de fabricação e produtos finais. (ADAD, 1982, p. 2) (vide fluxograma II).

FLUXOGRAMA DE PROCEDIMENTOS PARA O DESENVOLVIMENTO DE PESQUISA EM FITOTERÁPICO A PARTIR DE EXTRATOS VEGETAIS

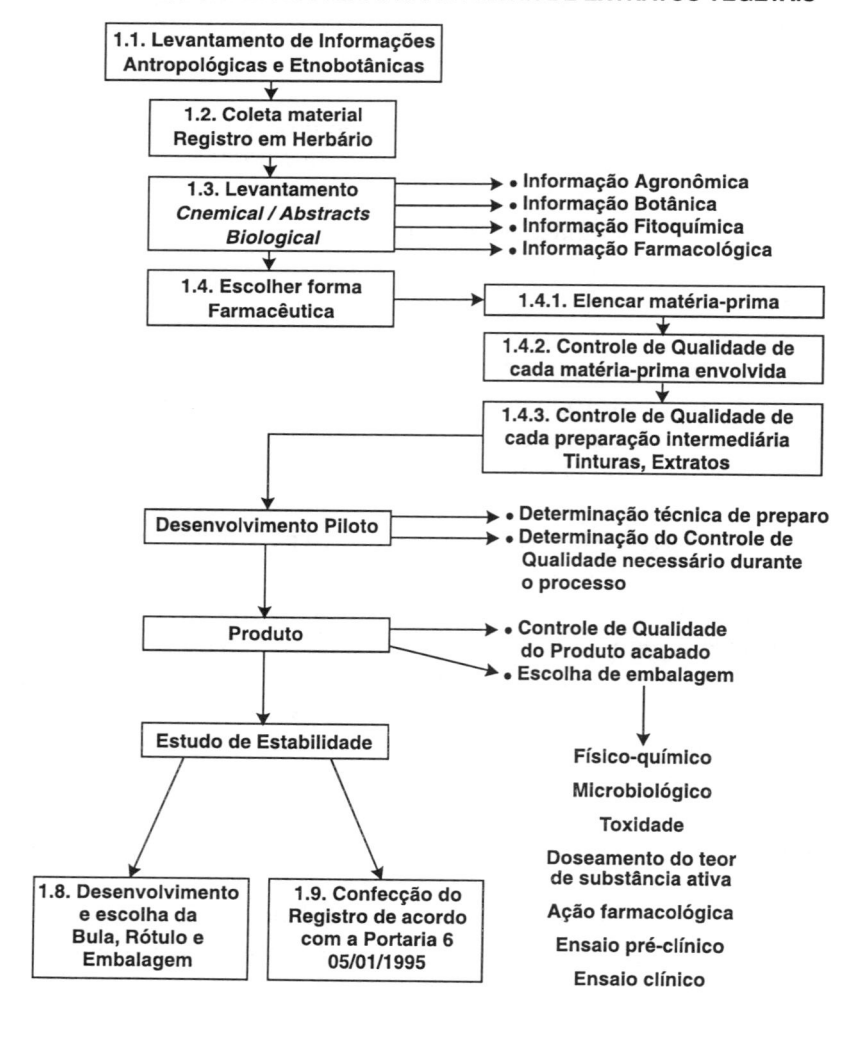

1.1. Levantamento de Informações Antropológicas e Etnobotânicas
↓
1.2. Coleta material Registro em Herbário
↓
1.3. Levantamento *Cnemical / Abstracts Biological* → • Informação Agronômica
• Informação Botânica
• Informação Fitoquímica
• Informação Farmacológica

1.4. Escolher forma Farmacêutica → **1.4.1. Elencar matéria-prima**

1.4.2. Controle de Qualidade de cada matéria-prima envolvida

1.4.3. Controle de Qualidade de cada preparação intermediária Tinturas, Extratos

Desenvolvimento Piloto → • Determinação técnica de preparo
• Determinação do Controle de Qualidade necessário durante o processo

Produto → • Controle de Qualidade do Produto acabado
• Escolha de embalagem

Estudo de Estabilidade

Físico-químico
Microbiológico
Toxidade
Doseamento do teor de substância ativa
Ação farmacológica
Ensaio pré-clínico
Ensaio clínico

1.8. Desenvolvimento e escolha da Bula, Rótulo e Embalagem

1.9. Confecção do Registro de acordo com a Portaria 6 05/01/1995

O sistema de melhoria da qualidade é imprescindível na produção de Fitoterápicos, e como se pode visualizar, deve estar comprometido com o produto, com o serviço e com a pesquisa.

A relevância deste valor qualidade constitui portanto, elemento ímpar, imperativo na nova ordem mundial do mercado globalizado, apropriado em funções que compõem a ciência e tecnologia, buscando atender às exigências de modernização, às pressões econômicas, e de mercado de produção e consumo de medicamentos.

Neste contexto capitalista, face à nova posição ocupada pela educação, o papel da Universidade é preparar o profissional, para que Ciência e conhecimento participem como fatores de produção, afim de promover e garantir a qualidade final do produto, gerando uma aplicabilidade segura e precisa, afim de suprir as necessidades sociais no atendimento à saúde pública primária.

A educação em saúde, constitui uma alavanca, fundamental na aquisição da cidadania e melhoria de qualidade de vida. Capacitar os nossos profissionais às necessidades e realidade nacional, proporcionará resultados positivos em curto, médio e longo prazo.

ASPECTOS LEGAIS DE ESTUDOS CLÍNICOS DE DROGAS VEGETAIS EM SERES HUMANOS

Afim de atender as regulamentações nacionais sobre a indústria de Fitoterápicos no Brasil, surge a necessidade de estudos clínicos de novas formulações de modo a completar o roteiro de desenvolvimento tecnológico dos Fitoterápicos. Os ensaios clínicos visam identificar efeitos colaterais e caracterizar toxicidade dos produtos Fitoterápicos. O protocolo clínico deve atender a resolução 01/88 do Conselho Nacional de Saúde, bem como o princípio ético, científico, com padrões internacionais de aceitação para ensaios desta natureza. O estudo clínico segue normas gerais para o estudo de novas drogas, o que torna imprescindível o estudo das questões éticas que envolvem pesquisas ou experimentações de drogas em seres humanos.

Os princípios éticos que norteiam tais estudos envolvem o respeito pela pessoa, beneficência e justiça, orientando as pesquisas científicas de forma moral.

A investigação tem início com a construção de hipóteses, que são elencadas e averiguadas, em animais, que fornecerá o máximo de informações utilizando o menor número possível de animais.

Nos países em desenvolvimento percebe-se que a participação em pesquisas é o único modo de ter acesso a tratamentos novos e valiosos, ou mesmo a cuidados médicos gerais; para outros, este é o modo por meio do qual os cientistas descobriram novos conhecimentos que podem levar à prevenção, ao tratamento ou mesmo à eliminação de certas categorias de doenças e incapacidades. (CIOMS, OMS, 1993).

O progresso e avanço na assistência médica e prevenção de doenças, depende da compreensão dos processos fisiológicos, patológicos ou bioquímicos observados em experimentações humanas. Tais experimentações incluem em estudos dos processos fisiológicos, bioquímicos ou patológicos, ou envolvendo, uma intervenção específica, seja física, química ou psicológica em pacientes ou participantes. Realizados em grupos maiores afim de demonstrar respostas diagnósticas, preventivas ou terapêuticas generalizáveis, comparadas a limites de variação biológica individual, o que determina possíveis conseqüências, para indivíduos e comunidades e também relacionados a comportamentos ligados à saúde em várias circunstâncias e ambientes.

As pesquisas desse gênero garantem o sigilo e proteção dos registros, até mesmo o emprego de intervenções físicas, químicas ou psicológicas.

Afim de garantir a segurança, evitar abusos por parte das entidades governamentais ou não, pesquisadores e grupos farmacêuticos e outros, é que normatizou-se na forma de diretrizes, que muito tem evoluído desde 1947 conforme enunciado no "1º Código de Ética de Nüremberg", voltado para envolver a consciência e o consentimento do participante na pesquisa.

Em 1964, a Associação Médica Mundial adotava a Declaração de Helsinque, que estabelecia diretrizes éticas para pesquisas em seres humanos, a qual perdurou até 1995, cuja última revisão reporta a data de 1989. Em 1966 na Assembléia Geral das Nações Unidas adotou o acordo Internacional sobre Direitos Civis e Políticos, que entrou em vigor em 1976, e que declarava, em seu 7º artigo: "Ninguém será submetido a tortura ou a tratamento ou punição cruel, desumano ou degradante. Em particular, ninguém será submetido, sem seu livre consentimento, a experiências médicas ou científicas" (CIOMS, 1993 *in* Informe Epidemiológico do SUS, p.47, 1995).

Em 1982, o Conselho para Organizações Internacionais de Ciências Médicas CIOMS e a Organização Mundial da Saúde publicaram a "Proposta de Diretrizes Internacionais para Pesquisas Biomédicas Envolvendo Seres Humanos".

Em 1991, a CIOMS viabiliza a publicação das "Diretrizes Internacionais para Revisão Ética de Estudos Epidemiológicos", a qual representou avanço revisional das normas apresentadas em 1982, contribuindo principalmente para os estudos epidemiológicos.

Tais diretrizes, submetidas a consultas, revisões e correções, resultaram em Genebra (1992), nas "Diretrizes Internacionais - Ética e Pesquisa em Seres Humanos". A declaração apresenta princípios éticos gerais em quinze diretrizes acompanhadas por comentários. Esta pretende proteger os direitos e bem estar de voluntários ou grupo deles, participantes da pesquisa.

As diretrizes não representam o fim dos abusos, pois estas podem minorar os problemas chamando à responsabilidade e orientando os grupos envolvidos como pesquisadores, instituições e comitês de ética, garantindo o tratamento ético da pesquisa biomédica.

Tais diretrizes, em número de quinze, compõe-se de:

Diretriz I: Toda pesquisa biomédica envolvendo seres humanos, somente poderá ocorrer com o respectivo consentimento pós informação do possível participante; caso este, não seja capaz de dar consentimento pós informação, deve haver um representante legal.

Diretriz II: Antes da solicitação do consentimento para a realização da pesquisa deve-se informar os objetivos, métodos, duração, benefícios esperados, riscos previsíveis, ocorrência de tratamentos alternativos, extensão do sigilo de registro, a responsabilidade do pesquisador em prestação de serviço médico ao participante, fornecimento de tratamento médico gratuito em casos específicos de dano, liberdade para recusar-se ou para abandonar a pesquisa a qualquer momento.

Diretriz III: Apresenta obrigações dos investigadores em relação ao consentimento pós informação, que caracteriza a responder todas as perguntas, excluir possibilidades de erro, influência ou intimidação, legalizar o consentimento somente após informar em formulário assinado como prova de consentimento; caso ocorra mudança de estratégias, renovar consentimento.

Diretriz IV: Apresenta benefícios aos participante como reembolso por despesas como: transporte, serviços médicos, uso de instalações, desde que estes sejam efetuados em conexão com a pesquisa. Deixa claro que a indução à participação da pesquisa não deve ser através de grandes recompensas de modo a persuadi-los de exercer o livre arbítrio quanto a participação ou não.

Diretriz V: A participação de crianças em pesquisa é indispensável, sendo direcionada àquelas doenças da infância onde estas são particularmente susceptíveis. Porém esta deve ocorrer quando seja imprescindível a participação de crianças, cujo benefício à mesma seja relevante, sob consentimento dos pais e da criança obtido no limite de sua capacidade.

Diretriz VI: Prevê a incapacidade legal do indivíduo em contrapor-se à pesquisa, pós informado, ou mesmo se este consentir em virtude de distúrbios mentais ou comportamentais, portanto prevê decisão de responsável legal caso a investigação vise benefício terapêutico para o participante, porém qualquer demonstração de objeção deverá ser respeitada.

Diretriz VII: Prevê o uso de novas drogas ou vacinas no tratamento de prisioneiros com doenças graves, visando benefícios terapêuticos ou preventivos. Contudo não endossa o envolvimento dos prisioneiros como participantes involuntários na pesquisa biomédica.

Diretriz VIII: Prevê os testes em comunidades subdesenvolvidas principalmente porque nestas ocorrem várias doenças que não se apresentam em comunidades desenvolvidas. Porém a execução passa pelo consentimento da comunidade pós informação, assegura-se o imperativo ético de que as propostas sejam revisadas e aprovadas por comitê de membros de consultores, familiarizados com a comunidade. Afim de evitar exploração destas comunidades, os medicamentos deverão ser testados simultaneamente nos países de origem ou patrocinadores. Deve-se garantir que após a obtenção dos testes esteja à disposição dos habitantes da comunidade, o produto desenvolvido em condições seguras e eficazes.

Diretriz IX: Prevê o prosseguimento de testes sem consentimento pós informação caso o comitê de revisão ética julgue necessário nos estudos epidemiológicos. Nestes casos é comum o apoio de responsáveis nacionais ou regionais pela saúde pública da comunidade. Ensaios realizados em documentos, prontuários médicos, sobras de sangue, urina, saliva ou espécimes de tecidos neste caso epidemiológicos não requer consentimento, desde que seja garantido o sigilo da identidade dos participantes.

Diretriz X: Indivíduos e comunidades a serem convidados a participarem de pesquisas devem ser selecionados de tal modo que o ônus e benefícios da pesquisa sejam equanimemente distribuídos. É necessária uma justificativa especial para convidar indivíduos vulneráveis e, se estes forem selecionados, os meios para proteger seus direitos e bem estar devem ser aplicados de modo particularmente rigoroso.

Diretriz XI: Não se deve proceder estudos com gestantes ou nutrizes, a não ser que a pesquisa tenha riscos mínimos para o feto ou lactente ou que tais procedimentos viabilizem melhoras ou proteção da saúde das mesmas e que o objetivo da pesquisa seja obter novos conhecimentos sobre gravidez e lactação.

Diretriz XII: O pesquisador deve garantir sigilo aos dados referentes aos participantes da pesquisa e as conseqüências previstas se houver quebra do mesmo.

Diretriz XIII: Os participantes da pesquisa que sofrerem danos físicos, lesão ou deficiência temporária, possuem direito à assistência financeira e no caso de morte, seus dependentes tem direito de compensação material não podendo haver renúncia por parte dos pesquisadores ao direito à compensação.

Diretriz XIV: Toda pesquisa em seres humanos devem ser submetidas a revisão e aprovação, a um ou mais comitês independentes de revisão ética antes de ser iniciada. Isto garante segurança e qualidade dos medicamentos empregados e a validação científica dos processos.

Diretriz XV: Trata das obrigação dos países hospedeiros e patrocinadores. As agências patrocinadoras externas devem submeter a pesquisa protocolada à revisão ética-científica, de acordo com os padrões do país de origem "tão severas e éticas quanto". Então a aprovação deve ser submetida a comitê de revisão ética do país hospedeiro o qual deve ficar satisfeito quanto às exigências éticas.

Segundo protocolo mínimo para estudo da toxicidade de produtos Fitoterápicos, que de forma experimental deverá incluir "critérios de exclusão, identificação do produto, posologia, modelo das fichas de identificação, de dados clínicos, de exames complementares e ensaios laboratoriais, de avaliação de efeitos colaterais e toxicidade, metodologia estatística para avaliação de resultados e aspectos éticos documentados".

O mesmo propõe dois tipos de estudo, definidos como ensaios agudos e ensaios sub-agudos ou crônicos. Todos os produtos Fitoterápicos serão testados no mínimo em ensaios agudos. Os ensaios denominados sub-agudos destinam-se a utilização clínica, por período de três ou mais dias por semana, independentemente da posologia diária.

Sob esta óptica se concretiza a eficácia e segurança terapêutica da Fitoterapia, não somente como terapia alternativa, mas sim terapêutica validada, segura e comprovada cientificamente.

parte III

UM TRABALHO EXPERIMENTAL:
O ENSINO UNIVERSITÁRIO DA FITOTERAPIA
PROPRIAMENTE DITO

A discussão dos princípios que regem a formação dos profissionais envolvidos no desenvolvimento tecnológico de Fitoterápicos, passa necessariamente por questões filosóficas, que procuram estabelecer as relações homem, meio, trabalho, universidade e sociedade. A responsabilidade do homem junto as ações que exerce sobre a natureza, na interação com o ecossistema em que atua, transformando-o para satisfazer suas próprias necessidades, conduz ao conhecimento de si próprio tanto no plano individual quanto no coletivo, construindo o estilo que conduz a sua própria prática profissional. Neste contexto, KUNZER (1992) enfatiza o fato que define o princípio educativo como a forma que a sociedade encontra para educar seus intelectuais, considerando as influências históricas e sociais em que vivem. O compromisso desta educação, voltada à sociedade, tem a perspectiva de buscar uma formação plena, não entendida somente como um conteúdo técnico-educacional, mas um conteúdo moral, ético, lógico, crítico e político. A opção por uma prática isolada de tais conteúdos, gera fatores dissonantes levando a uma dissociação entre a teoria e a prática, promovendo uma profissionalização desarticulada dos referenciais teóricos que a sustentam e das reais necessidades da sociedade. A falta de pesquisa integrada que contemple uma espécie desde o estudo botânico até a aplicação clínica, desestimulou o uso de plantas medicinais por grande parte dos médicos e por sua vez o ensino das ciências que compõe a Fitoterapia desestimulando também os agrônomos, no que se refere ao cultivo e melhoramento das plantas medicinais, bem como desvinculando do ensino o Desenvolvimento de Formas Farmacêuticas a partir de extrativos vegetais.

Em grande parte das Universidades o ensino vinculado à pesquisa do aproveitamento das plantas medicinais como agente terapêutico na medicina tradicional tornou-se exceção. Segundo MATOS (1994) são poucos os centros de excelência em química de produtos naturais, farmacologia e Tecnologia Farmacêutica do país, que garantem a pesquisa junto ao ensino na formação profissional universitária. A educação em saúde constitui uma alavanca, fundamental na aquisição da cidadania e melhoria de qualidade de vida. Capacitar os nossos profissionais às necessidades e à realidade nacional, proporcionará resultados positivos em curto, médio e longo prazo.

Toda esta reflexão propõe repensar por um lado a questão dos profissionais envolvidos na temática e de outro, o desafio na conversão da tecnologia de produção de medicamentos para a aplicação particular aos Fitoterápicos.

Sem dúvida, a sociedade contemporânea nos impulsiona para convergir nossas capacidades em redirecionar e desenvolver novos caminhos, economicamente produtivos, socialmente eqüitativos e ecologicamente benignos. Para tanto cabe-nos desafiar os conceitos estabelecidos na academia e viabilizar uma Educação capaz de preparar o cidadão para viver a sociedade de seu tempo. Até onde possível, antevendo o rumo que esta sociedade busca, de modo a permitir a preparação de profissionais competentes, de visão global, e preparados para uma vivência promissora no mercado profissional.

As últimas décadas devolveram o papel das plantas medicinais como recurso terapêutico na medicina tradicional. Daí, o interesse pelos metabólitos vegetais, na busca de produtos naturais biologicamente ativos. Tal tendência, requer a contínua adaptação dos critérios de qualidade, eficácia e segurança das drogas vegetais, ao conhecimento contemporâneo. A dimensão evolutiva, no contexto da medicina popular e da Fitoterapia, tem como atuantes e analistas, médicos e farmacêuticos, farmacologistas, químicos, botânicos e agrônomos, entre outros profissionais.

A Fitoterapia, como alternativa terapêutica, no âmbito da medicina tradicional, clama por uma efetiva incorporação daquelas orientações científicas na medicina acadêmica. Tal estratégia compõe uma moderna farmacoterapia e pode contribuir para a evolução destas terapias tradicionais em busca de uma aceitação universal. Esta tendência se justifica pelo simples fato desta alternativa terapêutica constituir um dos mais importantes recursos passíveis de mobilização, apoiado nos objetivos projetados pela Organização Mundial de Saúde (WHA - 40° e 43° Assembléias 1982 e 1986). Afim de propiciar saúde a todos neste limiar de transição de milênio. E por outro lado, contribuir significativamente no esforço contra a doença, como se tem demonstrado especificamente nos projetos que objetivam sistemas de apoio à saúde.

No que se refere à educação profissional farmacêutica a intencionada proposta, procura agregar à aplicação de adequado emprego da metodologia científica, instigando uma abordagem lógica, crítica e criativa no tratamento deste problema.

Trata-se, pois, de entender a especificidade e a aplicabilidade do processo ensino-aprendizagem, na formação profissional, em busca de condições elementares que condicionem a postura do profissional para descoberta e acesso independente ao conhecimento. Tal atitude resulta no desenvolvimento de habilidades metodológicas próprias, que gerem autonomia a nível dos cursos de 3° grau, que possibilitem o atendimento das exigências para a formação do profissional contemporâneo.

O desenvolvimento tecnológico e produção de medicamentos em parceria multiprofissional, parece, sem dúvida, evidente e necessário, comprometidos no rigor, na autenticidade e no compromisso com objetivos comuns, como por exemplo, a qualidade, a segurança e a eficácia terapêutica. Tal procedimento pode trazer novas possibilidades, ampliar suas perspectivas e validar o processo de construção do conhecimento na área.

A proposição de uma abordagem progressista (compromisso político) aliado a uma proposta tecno-cientificista desencadeia um crescimento quantitativo e qualitativo do sistema da geração cognitiva. Isto contribui para sua preparação e segurança profissional, estimulando possibilidades de desvendar novos saberes, atitudes de ousar e avançar em novas direções, aliando a teoria à prática. Estes novos caminhos podem gerar um esforço de alunos e professores na busca da totalidade

É fundamental a percepção das possibilidades e limitações da referida prática, que suscita um profundo engajamento e conseqüente conhecimento de onde e como se deseja chegar a um fim comum.

Tais recorrências demonstram que o princípio educativo tradicional, assentado na repetição e reprodução, mostra-se ineficiente a partir do momento em que a ciência e o trabalho assumem novas formas de inter-relação.

À Universidade cabe a criação do suporte pedagógico, através de um corpo docente com atitude epistemológica, convergindo as ciências em prol da globalização do conhecimento, herdado de cultura milenar, desde as antigas civilizações. Isto requer a aplicação de uma metodologia integrada com as diversas áreas do conhecimento, gerando uma práxis totalizadora, fruto da ação da Universidade sobre a Sociedade na qual se insere.

Dentre os ramos da pesquisa científica relacionados à Fitoterapia pode-se vislumbrar uma plêiade de especialidades, assim como a cooperação e intercâmbio de informações entre estes ramos do saber, os quais podem conduzir a indícios mais intrínsecos, ao progresso e à eficiência, garantindo a aplicação imediata do conhecimento na formação mais específica do futuro profissional.

Estas questões só poderão perpassar os tempos, para consolidar tais conhecimentos, garantir a continuidade do saber popular, caso haja o comprometimento com a pesquisa definida como princípio científico-educacional e a busca de transformação.

A possibilidade da aplicação plena destes recursos na medicina tradicional, esbarra no limitado conhecimento acerca das plantas e seus componentes ativos, inclusive no que tange a aspectos farmacológicos e clínicos. Para estes, carecemos freqüentemente do desenvolvimento de apropriados modelos experimentais para a avaliação biológica.

Com base na plausibilidade científica da aplicação do medicamento Fitoterápico, face às insuficiências cognitivas e metodológicas acerca deste recurso, para fundamentar o ensino, justifica-se a necessidade de compilar e difundir critérios de normalização e regulamentação na pesquisa e produção de Fitofármacos.

Dele deriva a necessidade de coordenar a formação acadêmica no domínio desta temática, em áreas como a farmácia, química, medicina, enfermagem, agronomia, botânica, antropologia, farmacologia, biologia e tecnologia. Tal ciência merece, portanto, lugar destacado no ensino universitário, enquanto meio de cognição e objeto de conhecimento. O tema se faz essencial na formação dos profissionais envolvidos, devendo transparecer no currículo farmacêutico, visando sobretudo a melhoria do exercício profissional, atribuindo ao farmacêutico possibilidades de melhorar e suprir a demanda de atendimento a nível primário de saúde. Pois diante das especificidades que compõe a Fitoterapia enquanto ciência, aliada a perspectiva dos governos de países em desenvolvimento investir maciços esforços na sistematização de pesquisas na referida prática, é que se faz mister, voltar atenção no tratamento científico da Fitoterapia, na formação acadêmica a nível de graduação.

Preparando profissionais aptos a responder as exigências de mercado, viabilizando a atuação efetiva nas ações de saúde que inter-relacionam-se com a Fitoterapia e respectivamente o desenvolvimento e produção de Fitoterápicos.

A metodologia de ensino com pesquisa, contribuiu enormemente para o aprendizado da Fitoterapia. Permite abordar diversos autores e respectivas linhas deste conhecimento.

Desta forma este profissional ocupa o papel de agente produtor do conhecimento, contribuindo na normalização e regulamentação de Fitoterápicos e como gerador de tecnologias alternativas, na gênese de medicamentos de qualidade. Tais recursos possuem como apelo a produção mais acessível às populações carentes, com favorável relação custo-benefício, tornando a nossa indústria mais qualificada, competitiva e independente. Tal proposição em muito pode contribuir na formação acadêmica de profissionais de áreas afins, como químicos, agrônomos, farmacêuticos e médicos buscando uniformidade na abordagem e segurança na pesquisa e desenvolvimento, permitindo posteriormente a consolidação do modelo proposto com um Fitoterápico eficaz e seguro.

A necessidade de formar um profissional capaz de elaborar sua própria prática, e pela construção do conhecimento científico na produção de medicamentos. O que constitui sem dúvidas um avanço, em aliar uma abordagem crítica e reflexiva voltada aos recursos tecnológicos da área de ensino com pesquisa.

Isto novamente é evidenciado por BRANDÃO (1990) quando propõe:

> A finalidade de qualquer ação educativa deve ser a produção de novos conhecimentos que aumentem a consciência e a capacidade de iniciativa transformadora dos grupos com que trabalhamos. Por isso mesmo, o estudo da realidade constitui o ponto de partida e a matéria prima do processo educativo. (p.19).

Buscar novos caminhos no ensino desta ciência, implica em esbarrar em modelos ultrapassados, abordagens tímidas de ensino e vícios de aprendizagem. Trata-se não só de aplicar uma nova metodologia, mas também de motivar o corpo discente a engajar-se de forma responsável como objetivo único de aprender mais e melhor, na função de agente construtor deste conhecimento.

Tal postura pretende reforçar a consciência crítica do acadêmico universitário, por intercorrências positivas e negativas que induzem o aluno a galgar lentamente as fases do conhecimento, gerando inquietude, aguçando a curiosidade, mostrando o caminho, dotando o aluno da capacidade de refletir e elaborar seu próprio conhecimento. O que implica no repensar das práticas educacionais autoritárias, limitadas, compiladoras e reprodutoras, levando o aluno a refletir sobre os limites e possibilidades impostas dentro de uma prática tradicionalista.

Para instrumentalizar uma metodologia do "ensino com pesquisa" se faz necessário investigar os referenciais teóricos que fundamentam a Fitoterapia, o papel das plantas medicinais, e o tratamento científico da Fitoterapia. Essa caminhada teórica constitui um princípio norteador de construção da prática. A investigação sobre os referenciais teóricos na Fitoterapia, precisam consolidar pistas para desenvolver uma proposta metodológica significativa e inovadora.

Este trabalho consiste, em apresentar registros e reflexões a partir de uma necessidade prática no desenvolvimento e produção dos Fitoterápicos, aliado a questões pedagógicas do ensino desta temática.

Esperando-se que possa servir de apoio para o desenvolvimento e implantação, nos novos currículos a partir de uma perspectiva interdisciplinar, globalizadora, que se acredita ser fundamental para a necessária transformação do ensino da Fitoterapia enquanto ciência e tecnologia.

Como de nada valem "as boas idéias" se não forem colocadas em prática o leitor deve associar a essência da fundamentação teórica ao seu cotidiano de execução do trabalho.

Não somente aqueles que transitam o ensino, mas sobretudo aqueles que desejam visualizar o desenvolvimento Fitoterápico sob a ótica da interdisciplinaridade.

DESENVOLVIMENTO DE FITOTERÁPICOS E O ENSINO COM PESQUISA NA FITOTERAPIA

A opção metodológica:

Na perspectiva dos autores, a escolha da metodologia advém de larga investigação e estudo aliados à experiência vivenciada nos seus exercícios profissionais. Com a opção por uma abordagem qualitativa acredita-se que a pesquisa participante torna-se a mais apropriada para o desenvolvimento deste trabalho.

A INSTITUIÇÃO E OS SUJEITOS ENVOLVIDOS

A pesquisa foi desenvolvida no cotidiano dos acadêmicos que cursam a disciplina de Farmacotécnica I. Estes compõem o terceiro ano do Curso de Farmácia da UFPR, já tendo cursado quatro semestres, portanto acredita-se na possibilidade de os alunos já haverem transitado nas várias disciplinas em questões históricas, políticas, éticas e cognitivas, as quais são necessárias para viabilizar o elenco de estratégias e ações que permitem a conversão dos fármacos em apropriadas formas de administração medicamentosa.

O problema estudado emergiu da própria vivência profissional dos autores, como professores do curso de Farmácia, em constante atendimento à alunos recém formados que retornam a Universidade em busca de conhecimentos específicos, onde percebe-se a fragmentação dos conteúdos referentes ao desenvolvimento tecnológico na produção dos Fitoterápicos.

Esta vivência viabilizou o entendimento de ousar e inovar uma nova prática de ensino, caracterizada dentro das abordagens qualitativas, através da pesquisa participante. Justifica-se a escolha desta linha por representar os pressupostos a que este trabalho se propõe.

Desta forma oportuniza-se aos acadêmicos a descoberta de diversos caminhos percorridos pela ciência como meio e objeto de cognição, de modo a todos, docentes e acadêmicos envolvidos fazerem parte do corpo de sujeitos que comungam objetivos comuns na construção do conhecimento. Assim, promover perspectivas de que este processo de busca científica, perpasse os tempos e venha fazer parte da formação do futuro profissional.

Dentro desta perspectiva a ação educativa não depende somente do educador ou simplesmente do educando. Ela se viabiliza a medida que se trabalha em parceria na procura da realidade, afim de interagir ou transformar a mesma.

A pesquisa participante considerada a ação, como o grau de potencialidade de relação com os sujeitos e os objetivos que se deseja alcançar. A dinâmica considera os pesquisadores desde o primeiro contato e avalia a interação até a autonomia de navegar pelos conteúdos. (BRANDÃO, 1990).

Não se trabalham valores absolutos e imutáveis, mas com questionamento crítico e criativo, propõe um sistema de envolvimento efetivo dos sujeitos. A interação se dá no momento da descoberta de novos caminhos, na discussão crítica e reflexiva e na análise das possibilidades, com a avaliação das limitações e das ponderações.

O processo considerado inovador propõe a investigação numa abordagem progressiva, afim de proporcionar a liberdade de reflexão e a comunicação, na busca de caminhos viáveis para problemas concretos.

O estudo da realidade alicerça a construção do conhecimento, a medida que interage a teoria e a prática, proporcionando a autonomia, criatividade e aumento da consciência crítica e ética do futuro profissional.

Portanto, afim de tornar a Fitoterapia acessível cientificamente na produção de conhecimento e crescimento dos acadêmicos do curso de Farmácia, optou-se por uma metodologia de trabalho participante que oportunizasse o "aprender a aprender" de modo inovador, reflexivo e coletivo.

Esta escolha acompanha as experiências vivenciadas pelo grupo de acadêmicos, os quais estão freqüentemente com os pesquisadores. Sem contudo violar a individualidade e independência dos sujeitos, porém de forma interativa permitir a elaboração do senso crítico e cognitivo a cada etapa do processo.

Desde o início do semestre letivo percebeu-se o envolvimento, a disponibilidade e a vontade dos acadêmicos, certamente, inerente a este tema. Posto que a Fitoterapia na atualidade, além de objeto de pesquisa em muitas instituições, passa a ocupar lugar destacado dentre as preferências profiláticas da população. Isto facilita enormemente a implementação da metodologia de ensino.

Porém, a Fitoterapia como já citado, elenca uma série de ramos do saber, como tal, está por vezes, fragmentada dentro das especialidades que a compõe. O assunto é bastante amplo e necessita de uma visão holística afim de se atingir os absolutos que levam a busca da totalidade real dos conteúdos, associando a teoria à prática, proporcionando uma visão do todo.

Mais que uma problemática a ser pesquisada está a articulação ordenada dos conteúdos, a fim de promover a construção deste saber, alicerçado em uma metodologia de ensino que vá de encontro com o fenômeno de aprendizagem.

Nesta fase inicial propõe-se a análise teórica de temas a partir de uma coletânea de textos cuja abordagem é diversificada, a qual oportuniza levantar limites e possibilidades, reforçam-se as questões sociais, históricas, éticas, legais e cognitivas, revestidas de um rigor científico, aliadas a algumas práticas de elaboração do produto como elemento questionador e incentivador desta ciência.

Tais procedimentos visam fundamentar e oportunizar a elaboração de textos que retratem o conhecimento produzido sobre o referido tema; quanto às perspectivas nacionais de desenvolvimento tecnológico de Fitoterápicos, em paralelo aos medicamentos obtidos por síntese, que compõem uma série de questões prioritárias a serem abordadas e, concomitantemente, viabilizar o elenco de estratégias de ensino voltadas a educação acadêmica do profissional da saúde.

PROPOSIÇÃO DE TRABALHO PEDAGÓGICO

O desafio essencial da Universidade e especificamente dos autores em utilizar a pesquisa participante, como proposta para desenvolver a abordagem pedagógica do ensino com pesquisa, possibilitou a interpretação, reflexão e discussão crítica dos conteúdos que viabilizou-se diante de um comprometimento responsável de ambas as partes:

Esta característica, significativa para o grupo, permitiu usufruir da ação educativa, não só como exposição de conteúdos cognitivos, mas também como constatação da realidade e formação da consciência profissional, que se viabiliza, por remeter o acadêmico às questões prioritárias de sua responsabilidade.

O fato de o professor fazer parte do processo educativo, oportunizou a apresentação de situações alternativas para o direcionamento das linhas de reflexão, visando o aprofundamento do tema.

Assumindo o papel de observador crítico e participante ativo, objetivou-se instrumentalizar os acadêmicos. A fundamentação do grupo se deu, inicialmente por meio de estratégias de exposição dos conteúdos, o que propiciou uma análise direta deste saber, objetivando capacitar os acadêmicos sobre os domínios do conteúdo.

A necessidade eminente de abordar a Fitoterapia como objetivo de cognição, encaminhou um processo coletivo em que a intervenção por parte dos acadêmicos, sempre construtiva, suscitou a contaminação e engajamento de todo o grupo.

Tal consideração leva os autores a apresentar uma abordagem metodológica, a fim de fundamentar o enfrentamento entre a teoria e a prática real desta temática, na atualidade, possibilitando ao acadêmico observar, aprender, refletir, criticar e agir sobre esta ciência, o que tornou o desafio muito maior e inovador.

O engajamento e participação dos acadêmicos demonstrado pela parcela de tempo extra-classe dedicado, pelos mesmos, bem como as consultas e orientações reivindicadas aos pesquisadores (professores) foram significativas, e puderam demonstrar o interesse ativo dos sujeitos no processo de descoberta e reflexão.

A necessidade final dos acadêmicos de elaborar um texto, onde este pudesse questionar e argumentar a relação entre a teoria e a prática e conclusivamente apontar caminhos e resoluções que norteassem o seu papel como futuro profissional frente a esta ciência, demonstrou-se a cada encontro mais evidente, eficaz, pertinaz e seguro. Estes deixaram transparecer a vontade de fazer parte deste saber e contribuir com questionamentos, referenciais e proposições.

A evolução cognitiva dos sujeitos viabilizou elaborar uma chamada para refletir, abrindo a porta, não mais para o desconhecido e inesperado, mas sim para a caminhada tranqüila, alicerçada no conhecimento científico revestida de um rigor pessoal analítico, afim de intervir na realidade.

Com esta perspectiva, buscou-se aproximar os acadêmicos e seu cotidiano, da pesquisa científica em prol da reconstrução constante deste saber. E mais ainda, alertar a estes futuros profissionais, que este conhecimento obedece uma dinâmica, que se encontra em constante transformação, e que não representa o absoluto da totalidade, portanto não é, e nunca será, inacabado como produto deste conhecimento.

O caminho proposto levanta uma série de referenciais que subsidiam a problemática, a qual se apresenta sob a ótica de uma abordagem qualitativa, que viabiliza enormemente o processo, pois permite redimensionar a caminhada, caso necessário, mesmo porque o ensino da Fitoterapia está calcado em pesquisas científicas que continuam e a cada semestre apresentam novas informações. Deixa claro que não se pode ficar atrelado ao mesmo número e conteúdo de informações. Para tanto foram apresentados aos alunos blocos de literatura, afim de organizar o aprofundamento individual.

AS FASES NO PROCESSO DO ENSINO DE DESENVOLVIMENTO DE UMA FORMULAÇÃO (FITOTERÁPICOS)

O início do processo de ensino com pesquisa requer um compromisso dos alunos para com as estratégias de abordagem do conteúdo. Para tanto preparou-se uma minuta de contrato que segue exemplo.

MINUTA DE CONTRATO

Descrição geral da disciplina

A disciplina de Farmacotécnica (MB 006D) é obrigatória do curso de Farmácia e possui como pré-requisitos BT 007 (Farmacologia), CQ 033 (Físico Química D) e MB 203 (Métodos Físicos).

O programa foi elaborado de modo a oferecer aos estudantes uma introdução geral a destacados temas que tratam da manipulação de medicamentos enquanto área específica, apresentação da literatura básica em Farmácia, ampla discussão de temas referentes a normas e metodologias aplicáveis, legislação vigente e questões sanitárias. Serve como uma visão ampla do sistema das empresas e instituições envolvidas. Aborda a produção de medicamentos sob a ótica da interdisciplinaridade.

A disciplina estuda o manipulador e a farmácia enquanto sujeito e *locus* onde acontece o fazer e sua missão específica, onde são exercidas as suas funções próprias e onde são executadas as variadas atividades técnico-científicas, em especial, a atividade ética profissional. ênfase é dada ao estudo das formulações, matéria prima envolvidas, tecnologia de produção e controle de qualidade. Entretanto considera-se a evolução, da missão, das funções, dos problemas, das tendências e das perspectivas do profissional, enquanto agente facilitador da saúde.

A temática de estudo é suficientemente ampla para permitir uma cisão abrangente e atualizada do quanto envolve a necessidade deste profissional. Visa sobretudo oferecer ao aluno, ou futuro farmacêutico, subsídios para o entendimento e execução da sua prática diária requisitada pelo mercado de trabalho. A disciplina pode servir também como uma introdução às demais que se seguem no ciclo especializado.

A disciplina possui 90 créditos dos quais o aluno tem a obrigatoriedade de 75%, considerando-se as necessidades pessoais como visitas ao médico, dentista e participação em eventos nos 25% restantes.

Objetivos específicos

A disciplina visa especificamente:
a. oferecer subsídios para entendimento específico da área a partir das conceituações básicas.
b. familiarizar os estudantes com diversas matérias primas, as mais importantes técnicas de preparo e suas implicações.
c. estimular a percepção de elementos que facilitem e potenciem a situação do profissional no seu ambiente.

Conteúdo Programático

O programa abrange o estuda dos seguintes temas:

1. História da Farmacotécnica no Brasil
2. Farmacopéias
3. Vias de administração
4. Conceitos básicos
5. Receita médica (Prescrições)
6. Noções de Rótulo / Bula
7. Preparações Medicinais
    a. aquosa simples
    b. aquosa complexa
    c. aquosa saturada
    d. aquosa extrativa (infuso e decocto)
    e. aquosa açucarada
    f. aquosa e alcoólicas otorrinolaringológicas
    g. aquosa aromática
8. Preparações medicinais extemporâneas
9. Noções gerais de emulsão
10. Preparações Enzimáticas
11. Preparações Glicéricas
12. Noções gerais de suspensão
13. Solução avaliada por gotas
14. Alcoometria
15. Preparações medicinais alcoólicas
16. Pulverização de drogas vegetais
17. Métodos de obtenção de solução extrativa (tintura, extrato, alcoolatura)
18. Noções gerais sobre o desenvolvimento de uma nova formulação
19. Legislações atuais
20. Noções sobre embalagem

Metodologia

A disciplina será trabalhada com ênfase em aulas expositivas dialogadas, interativas, discussão de textos e debates. Momentos de atividades em grupo, elaboração de trabalhos escritos e seminários serão importantes atividades complementares.

Expectativas

Dos alunos para com o professor

Tendo em vista que o professor pode ser considerado como um especialista (embora inacabado e sempre em formação) dentro de sua área, como autoridade formal dentro da sala de aula, um facilitador e um consultor dos recursos disponíveis para a aprendizagem e um conselheiro, os alunos podem, mais especificamente, esperar do professor:

- a programação prévia da disciplina e apresentação clara da mesma;
- a seleção da bibliografia básica abrangente da disciplina;
- a preparação e exposição dos temas do programa;
- a coordenação dos momentos de diálogo e de discussão em grupo;
- a orientação para elaboração dos trabalhos;
- a oferta, quando necessária, de explicações adicionais e clarificações às leituras;
- o atendimento para a orientação em eventuais necessidades dos alunos;
- a avaliação da qualidade do desempenho acadêmico dos alunos;

Do professor para com os alunos

Tendo em vista que a aprendizagem se dá, não quando o professor ensina, mas somente quando o aluno aprende, para que esta se realize, o professor espera dos alunos:

- o interesse em aprender e o esforço em estudar;
- a freqüência e o comparecimento pontual nas aulas;
- a participação ativa nas discussões e debates;
- o estudo dos textos básicos e a leitura complementar recomendada;
- a preparação e apresentação dos seminários programados;
- a apresentação em forma concluída e nos prazos estabelecidos, das atividades programadas e dos trabalhos escritos solicitados.

Avaliação

Do desempenho acadêmico do aluno:
A qualidade do desempenho do aluno será avaliada com base no desenvolvimento das seguintes atividades e com os seguintes critérios:

a. participação ativa nas aulas e trabalhos de grupos;
b. apresentação de seminários;
c. comprovação da leitura de textos indicados e recomendados para as aulas interativas e seminários, através de pequenas avaliações;
d. elaboração de trabalhos escritos
   a. pesquisa
   b. levantamento
   c. bula
e. participação ativa nas aulas práticas, aplicação das normas de higiene e GMP quando possível;
f. avaliações escritas, sobre o conteúdo prático e teórico cumulativo;
g. avaliação teórico prática com execução de formulações realizados no semestre;
h. elaboração de um *position paper*.

Orientações para as atividades

Leituras

As leituras compreendem alguns temas complementares provindas de livros ou revistar especializados ou relacionados com a temática de estudo. Os textos para leitura serão indicados com no mínimo uma semana de antecedência. Espera-se que os alunos tenham estudado os textos obrigatórios e, igualmente, lido o material complementar recomendado antes da data prevista para a discussão em sala de aula.

Os textos serão entregues ao aluno representante ou diretamente no xerox. Será solicitado o preenchimento de 2 questões referentes ao texto semanal.

Elaboração de um vídeo

a. Descrição: Cada equipe deverá de início colocar o tema; a seguir as implicações, vantagens, desvantagens, considerações gerais, atualidade, aplicação e finalmente indicar o posicionamento da ação farmacêutica diante da temática elencada. Cada roteiro deverá ser apresentado as demais equipes para ser aprovado.

b. Objetivo: O propósito deste trabalho é de incentivar e encorajar ao aluno o acesso individual as literaturas especializadas a consulta formal a especialistas da área abrindo seus horizontes. Buscar a interação do aluno no mercado real de trabalho.

c. Extensão: O vídeo deverá ter não menos que 20 e não mais que 30 minutos.

d. Avaliação: Avaliação deste trabalho levará em consideração, principalmente, criatividade, lógica e senso crítico. Os seguintes aspectos: cobertura de todas as áreas acima indicadas, análise comparativa, de apresentação e enredo.

Elaboração do Levantamento

a. Descrição: Fazer o levantamento cronológico de determinado tema ou especialidade. Para este levantamento será dado 1 semana no horário das aulas de Farmacotécnica.

b. Objetivos: Indicar os caminhos necessários à pesquisa científica e alertar a consciência crítica do aluno.

c. Avaliação: Será feita através da precisão do levantamento.

Elaboração do *position paper*

a. Descrição: cada estudante deverá escolher uma questão controvertida e crítica da política de medicamentos no Brasil, dentro de um tópico relevante da temática coberta pelo programa. A questão a ser abordada deverá ser colocada claramente no título do trabalho. Por exemplo: Deve ou não o farmacêutico permanecer na farmácia? Deve o governo regulamentar a venda de medicamentos ou deixar liberdade para ser comercializado em todos os estabelecimentos comerciais? É de fato importante a presença da bula no medicamento? Fitoterapia: o que é na-

tural não faz mal! O controle de qualidade a nível de manipulação é realmente importante? O trabalho deve de início apresentar o problema, a seguir os argumentos a favor e contra as posições alternativas e finalmente indicar o posicionamento de quem escreve, dando para tanto as razões para este julgamento.
As bases para o julgamento podem ser extraídas da literatura, discussões em aula, jornais, revistas e das próprias opiniões. As referências devem ser citadas onde necessário e as Bibliografias devem ser incluídas, ao final. Não se trata de um trabalho de pesquisa intensiva. O professor não estará olhando por análises sofisticadas de texto e por materiais esotéricos. Os trabalhos devem ao contrário, indicar familiaridade com os temas gerais e posições básicas frente à profissão que você escolheu.

b. Objetivo: este trabalho visa envolver o aluno e fazê-lo refletir sobre seu papel de farmacêutico frente a manipulação, dispensação e política atual de medicamentos.
c. Extensão: o trabalho deverá ter não menos que 2 e não mais que 3 páginas, com espaço duplo.
d. Avaliação: o julgamento da qualidade do trabalho inclui observação de alguns aspectos:
   - clara definição do tópico de análise, importância e pertinência da questão dentro do contexto da disciplina;
   - profundidade de análise, relação com o contexto político, social e profissional do momento;
   - uso apropriado da literatura;
   - linguagem clara, gramatical e concisa.
e. Finalidade: o artigo deverá ser publicado na Revista "Visão Acadêmica" que pertence a própria disciplina.

Elaboração do trabalho da bula

a. Descrição: você deverá comparar uma bula qualquer encontrada no mercado, em especial de Fitoterápicos com a proposta nacional de modelo de bula. Deverá rescrevê-la em 1 ficha, indicando os itens irregulares, maiores informações serão dadas no momento oportuno;

b. Objetivo: propiciar uma análise crítica dos medicamentos apresentados no mercado;
c. Avaliação: precisão na análise.

Elaboração do Relatório da Prática

a. Extensão: quando for oportuno serão selecionadas plantas para que o aluno desenvolva fórmula, monte técnica de preparo e relacione a atividade dos componentes da formulação, monte bula, rótulo e embalagem de acordo com a legislação vigente. Para elaboração dos mesmos será fornecido um tempo adequado dentro da aula prática.
b. Objetivo: tornar o aluno capaz de desenvolver e executar fórmulas.
c. Avaliação: ao analisar os relatórios o professor irá verificar o entendimento da referida prática, bibliografias consultadas, seqüência lógica e concisa.

Curitiba,

_____
de acordo (docente)
_____
de acordo (discente)

AS FASES DO PROCESSO DE ENSINO DA FITOTERAPIA

No início do processo de ensino com pesquisa, optou-se por dividir a primeira etapa de estudo em duas grandes temáticas: o processo envolvido na produção de medicamentos e o estudo da Fitoterapia propriamente dita.

Na **primeira fase** se dá a apresentação de textos e artigos para discussão reflexiva da problemática, com os "conceitos e processos envolvidos na produção de medicamentos", perpassando a questão das vias de administração e formas farmacêuticas em relação a biodisponibilidade. Como subsídio para as reflexões e posterior discussão, foi fornecido material didático-teórico. Nesta fase inicial de estudo do saber elaborado, optou por construir um texto condensado, devido à extensão do tema, que considera como subsídio, os seguintes autores: GOODMAN e *cols*. (1991) na obra *"The Pharmacological Basis of Therapeutics"*; VOIGT e *col*. (1979) na obra "Tratado de tecnologia farmacêutica"; MILLER e *cols*. (1988) na obra "Farmacologia Clínica e Terapêutica"; HESS, H. (1985) na obra *"Formas farmacêuticas y su aplicación"* e MOLL e *cols*. (1994) na obra *"Biopharmazeutische Untersuchungsverfahren"* e RITSCHEL (1973) na obra *"Angewandte Biopharmazie"*.

Esta proposta inicial foi sensibilizar e fomentar a discussão da temática em sala de aula. Na seqüência, foram apresentados três textos sobre aplicação das plantas sob enfoques distintos. A obra *"Matière Médicale"* de PARIS e MOYSES (1976), apresenta um breve histórico do uso das plantas medicinais figurando para os acadêmicos a Fitoterapia e sua corrente filosófica de atuação.

Optou-se pela entrevista publicada em "Ciência Hoje" onde CARVALHO (1986) no artigo "Benzileugenol"; refere o Dr. Elisaldo A. Carlini, no tema noz-moscada, *Myristica fragans*, mostrando a pesquisa desde a extração, purificação até a identificação química, apontando resultados farmacológicos e remetendo o fármaco a estudos clínicos, como exemplo de aplicação da pesquisa científica com plantas medicinais em ampla abrangência.

Da obra "Receituário caseiro: alternativas para o controle de pragas e doenças de plantas cultivadas e de seus produtos" GUERRA (1985, p.11-16) elencou-se o capítulo que aborda as propriedades fitofarmacológicas de algumas plantas na terapêutica vegetal, procurando demonstrar ao acadêmico que o assunto pode se apresentar sob uma abordagem interdisciplinar.

Fomentada a importância do tema e a curiosidade do acadêmico, passamos ao "estudo da Fitoterapia"; em paralelo ao estudo da "manipulação dos medicamentos sintéticos" utilizaram-se, como pano de fundo, as seguintes leituras complementares:

a. No artigo "Planejamento de fármacos" KOROLKOVAS (1989), que esclarece com maestria alguns conceitos, apresentando subsídios quantitativos relacionado as especialidades farmacêuticas e sua origem, voltados ao planejamento racional da síntese de fármacos.
b. No artigo "Pesquisas com plantas brasileiras usadas em medicina popular" CARLINI (1983), publicado na Revista da "Associação Médica Brasileira", onde apresenta um fluxograma bastante didático, instrumentalizando uma proposta de pesquisa sobre plantas medicinais.
c. No artigo "Plantas Medicinais e Cuidados Primários de Saúde: Um Plano de Ação" AKERELE (1988), onde apresenta texto, que enfoca o papel das plantas medicinais nos cuidados primários de saúde, fornecendo ao acadêmico as questões sociais da Fitoterapia, junto aos serviços públicos de saúde do País.
d. No artigo "O Lugar da Plantas Medicinais na Terapêutica" FARNSWORTH e col. (1986), publicado no Boletim da Organização Mundial da Saúde, alerta para a necessidade de se implementar pesquisas que atendam às necessidades de cuidados primários de saúde.
e. Informe Epidemiológico dos SUS, SINITOX/FIOCRUZ (1993), relata casos de intoxicação e envenenamento da infância à idade adulta e totaliza casos registrados por tipo de agente tóxico, incluindo as plantas medicinais e servindo de alerta ao acadêmico para os riscos das indicações e manipulações infundadas.
f. No artigo "Plantas Venenosas e Animais Peçonhentos" SCHVARTSMAN (1992), publicado no Caderno de Saúde Pública, que aborda o controle das intoxicações por plantas e animais no Estado de São Paulo faz um alerta ao acadêmico da responsabilidade na identificação correta do vegetal utilizado na manipulação.

g. No artigo "Roteiro para Estudo de Aspectos Agronômicos das Plantas Medicinais Selecionadas pela Fitoterapia do SUS-PR/ CEMEPAR", SCHEFFER (1992), publicado na revista SOB Informa, permite uma visão sob o ponto de vista agronômico e evidencia a necessidade do desenvolvimento e aprimoramento das técnicas de produção.

h. No artigo *"Ageratum conyzoides L.* (Compositae): germinação, floração e ocorrência de derivados fenólicos em diferentes estágios de desenvolvimento" LADEIRA (1987), publicado na revista Hoehnea, de caráter agronômico, correlaciona importantes aspectos fitoquímicos direcionados à época da colheita vegetal, condicionantes da quantidade de cumarinas e outros compostos fenólicos, que se apresentam em maior acumulação no período que antecede o início da formação do primórdio floral.

i. No artigo "Resíduos de agrotóxicos na água de irrigação"; CERQUEIRA (1991) denominado "Microbiologia da água" AZEVEDO (1991); ambos publicados nos Anais do Congresso Brasileiro de Olericultura de 1991, promovem reflexão sobre a qualidade da matéria-prima vegetal e suas tecnologias de cultivo e beneficiamento, caracterizando o trabalho orientado, a parceria com agrônomos, reforçando a questão multiprofissional.

j. No artigo *"Contribuiciones a los estudios etno-farmacobotânicos de especes vegetales usados en los ritos afrobrasileiros"* CAMARGO (1988) demonstra a importância da abordagem antropológica em estudos na área da saúde.

As reflexões individuais e coletivas, à luz dos referenciais teóricos, foram extremamente importantes para o processo de amadurecimento acadêmico, frente à responsabilidade que exercem junto à sociedade.

Esta fase deseja envolver e capturar o interesse acadêmico. Para tanto apresentamos uma coletânea de textos que apresentam o histórico das plantas medicinais, a rota da pesquisa científica, a abordagem interdisciplinar da produção de medicamentos, o planejamento racional da síntese de medicamentos, o início da pesquisa científica na perspectiva antropológica, a Fitoterapia enquanto medicina tradicional como alternativa prática de agentes responsáveis por intoxicação dentre estes, medicamentos e plantas, a importância na qualidade da matéria-prima vegetal, quanto aos aspectos botânico, sanitários e agronômicos que podem interferir na composição fitoquímica, enfim aspectos responsáveis pela eficácia e segurança do medicamento. Neste contexto, proporcionando ao acadêmico a visão interdisciplinar que compõe a globalização deste conhecimento.

Neste momento, ocorre o nivelamento cognitivo de todo o grupo; o processo de idas e vindas, no tema, por vezes exige alguns referenciais da segunda etapa, o que demonstra a necessidade do indivíduo aprender mais. Tal diversidade traz para o debate teorias, propostas, visão do mundo, homem, cultura e ideologias distintas e que torna os sujeitos (alunos) capazes de contribuir na formação do senso crítico individual.

Na **segunda fase** instiga-se um levantamento bibliográfico individual em obras de compilação bibliográfica como o *Chemical Abstract* e *Biological Abstract*, em um período mínimo de dez anos sobre determinada planta. Geralmente a escolha é feita pelos próprios acadêmicos, de acordo com preferências e o uso habitual.

Estas obras representam um catálogo Internacional de publicação anual, indexando trabalhos científicos e seus respectivos autores e instituições, subsidiando o pesquisador sob diversos aspectos. Na área específica das plantas medicinais, pode-se obter uma panorâmica farmacológica, botânica, química, toxicológica e clínica do que já se teria pesquisado sobre uma determinada planta medicinal, em um período específico. A informação se busca em seus índices tanto pelo gênero e espécie vegetal, como pela família e grupo genérico da substância ativa (alcalóide, esterol, etc.) ou pelo tipo de composto (aurona, cumarina, etc.) ou ainda pelo nome da substância (nicotina). A surpresa é tamanha, quando o acadêmico ao verificar a falta de informações, ou excesso de contra-indicações se identifica com a lacuna existente entre as informações geradas pela ciência, e a realidade demonstrada pela indústria de Fitoterápicos no País. Tal discrepância constitui fato de extrema gravidade diante da cultura racional da automedicação do povo no consumo do medicamento Fitoterápico.

Ainda nesta etapa, o acadêmico deve relacionar todas as referências e escolher uma delas, a qual deve requisitar na biblioteca. A publicação deve servir de apoio à elaboração de texto individual que deve ser analisada e construída em não mais que 25 linhas, sendo submetida à apreciação recíproca e discussão reflexiva em pequenos grupos de alunos.

Objetiva-se com este trabalho assentado no ensino com pesquisa preparar o acadêmico sob três aspectos:

Primeiro: familiarizar o acadêmico com as ferramentas bibliográficas disponíveis à vida profissional, no exercício da produção de Fitoterápicos;

Segundo: mostrar o caminho inicial da pesquisa científica para elaboração de um novo medicamento.

Terceiro: provocar dúvidas, indignação e inquietude, aguçando enfim sua curiosidade.

O acadêmico ao perceber os absurdos da realidade no mercado nacional dos Fitoterápicos subsidiados pelo levantamento, percebem a necessidade e a grandeza da pesquisa para nossas indústrias. Verificam a importância e a responsabilidade do farmacêutico no exercício desta temática.

Esta análise propicia uma visão da realidade se caracteriza por produzir um questionamento crítico, lógico e reconstrutivo entre a teoria e a prática, fundamentada pelos textos discutidos em sala de aula. A orientação dos professores deve dar-se através de fornecimento de material fomento nas discussões, apresentação de hipóteses viáveis e, ou somente apontando caminhos.

Especificamente a segunda etapa deve ser de cunho individual, bem como a escolha do vegetal para o levantamento, deve-se considerar preferencialmente alguma planta já utilizada pelo próprio acadêmico ou pela sua família, servindo assim para aumentar o interesse pela pesquisa.

Esta etapa têm seus objetivos amplamente alcançados. O acadêmico visualiza que muitas vezes a realidade comercializada pela industria de medicamentos não confere com a pesquisa científica. A dúvida é suscitada, este busca maiores informações nos artigos selecionados, permitindo viabilizar o enfrentamento da teoria e a prática.

Na **terceira fase** promove-se uma nova coletânea de textos, desta vez reforçando os aspectos tecno-científicos. Oportunizando a importância do tratamento científico e a visão político-social da Fitoterapia.

A proposição dos textos nesta fase podem ser:

a. O artigo "Contribuição ao estudo de *Lippia alba* (Mill)" CORREA (1992), publicado na Revista Brasileira de Farmácia. Instigou-se o estudo anátomo-histoquímico e a marcha fitoquímica do extrato aquoso da *Lippia alba*, incluindo a etapa farmacognóstica no tratamento científico da Fitoterapia.
b. O artigo "Uso tópico de extrato fluido de folha de guaçatonga, *Casearia sylvestris* (Swartz) topicamente em lesões de estomatite herpética" de CAMARGO (1993), publicado na revista Lecta-USF, apresenta caracterização macro e microscópica da planta denominada *Casearia sylvestris* e relaciona a ação sob observação de cunho antropatológico, promove o incentivo na pesquisa e aplicabilidade do vegetal.
c. O trabalho "Constituintes do óleo essencial de *Lippia alba* (Mill) N.E.Br. (Verbenaceae)" GOMES e *col*. (1993) publicado na Revista Brasileira de Farmácia, apresenta a marcha sistemática fitoquímica e cromatografia gasosa do óleo volátil que evidencia ao acadêmico a necessidade da análise quantitativa da matéria-prima em prol da segurança do produto.
d. O artigo "*a flavone from leaves of Arrabidea chica f. CUPREA*", TAKEMURA e *col*. (1995) publicado na revista *Phytochemistry*, apresenta o isolamento e identificação de um novo flavonóide. Este trabalho caracteriza uma pesquisa fitoquímica.
e. Os artigos "*A triterpene and phenolic compounds from leaves and stems of Phyllanthus sellowianus*" MIGUEL (1995), publicado na revista Planta Médica, e "*Chemical and preliminary analgesic evaluation of geraniin and furosin isolated from Phyllanthus sellowianus*" MIGUEL (1995), publicado na revista Planta Médica. Também no artigo "*Preliminary evaluation of antifungal activity of xanthoxyline*" LIMA e *col*. (1995), publicado na revista Acta Farmacêutica Bonaerense, que caracterizam ao acadêmico, a pesquisa fitoquímica apli-

cada, demonstrando a necessidade da pesquisa integrada a fim de obter a construção cognitiva deste saber, relacionando fitoquímica, farmacologia, microbiologia e síntese.

f. O artigo *"Activity of xanthoxyline derivatives: structure-activity relationships"* CECHINEL FILHO e *col.* (1995), publicado no *Journal of Farmaceutical Sciences*, em trabalho na área de química de produtos naturais apresenta a correlação estrutura atividade e caracteriza a modificação estrutural de uma substância pura isolada de um vegetal. O trabalho de isolamento e identificação de substância ativa, caracterizando sua ação farmacológica, promove uma modificação estrutural da molécula original, através de síntese química exercitando o desenvolvimento de uma nova molécula com potencial farmacológico maior ou diferente ou atenuando possíveis efeitos colaterais. O autor demonstra aos acadêmicos a aplicabilidade dos estudos fitoquímicos na produção de novos fármacos, visto que é muito oneroso o custo do desenvolvimento de uma molécula alvo por síntese química, exercita, em contrapartida, como uma alternativa viável do uso de substâncias ativas de origem vegetal. Nesta etapa decorre da necessidade vislumbrada pelo acadêmico em aprofundar-se na pesquisa científica, ir além da manipulação e buscar os caminhos científicos que compõem o desenvolvimento e a produção de medicamentos. Apresenta-se neste momento, uma coletânea de trabalhos científicos gerando ampla discussão, aborda-se sob a ótica interdisciplinar a aplicabilidade das plantas medicinais no desenvolvimento de medicamentos, caracterizando a rota da pesquisa científica na referida prática. Proporciona-se ao acadêmico a seriedade e o rigor científico aliados ao papel do profissional farmacêutico.

Nesta **quarta fase**, instiga-se o estudo individual e a discussão coletiva dos aspectos legais que envolvem a Fitoterapia. É oportuno utilizar os seguintes textos para construir esta etapa:

a. A Portaria 44 de 6 de abril de 1993, do Instituto Brasileiro do Meio Ambiente e dos Recursos Naturais Renováveis, a qual regulamenta a coleta e transporte de produtos florestais, incluindo nesta, plantas medicinais, aromáticas, óleos essenciais, gomas e resinas, caracterizando os aspectos legais administrativos e comerciais sob responsabilidade do IBAMA. Esta legislação demonstra ao acadêmico a necessidade de aquisição de material vegetal legalizado e não fruto de extrativismo, podendo apresentar qualidade comprometida e por conseguinte inviabilizar a qualidade do produto acabado.

b. A Portaria 174 - P, de 11 de março de 1981, publicado na "Coletânea de Legislação e Jurisprudência", estabelece a competência do Departamento de Parques Nacionais e Reservas Equivalentes, conceder ou não autorização especial à pesquisa com plantas medicinais, destinados a fins exclusivamente científicos. Demonstrando a importância da preservação e a responsabilidade do cientista, preparando o acadêmico para a pesquisa como fim profissional.

c. O artigo "Plantas medicinais na saúde pública" NEVES (1990), publicado na revista Silvicultura apresenta um breve histórico do uso das plantas medicinais, exemplifica com alguns fármacos e suas indicações, discute o incentivo da Organização Mundial da Saúde a seus países membros. Este artigo serve para dar início as questões políticas e legais do tema.

d. O decreto-lei que apresenta a Resolução Ciplan n° 8188, publicado em Diário Oficial 48 em 11 de março de 1988, esclarece que a Fitoterapia é prática terapêutica milenar, cujo emprego vem demonstrando alta eficácia e considerando o seu amplo uso no Brasil e a possibilidade de conter custos públicos, promover a implantação da Fitoterapia nos serviços de saúde e criar procedimentos e rotinas de operacionalização da Fitoterapia nas unidades assistenciais. Este ato legislativo apresenta estratégias de implantação da Fitoterapia como recursos humanos, através dos Ministérios da Saúde, da Educação, do Trabalho, da Agricultura, da Ciência e Tecnologia e do Interior.

e. No artigo "Denominações comuns de fármacos" KOROLKOVAS (1994), o autor relaciona os nomes dos fármacos, as receitas médicas, as denominações comuns nacionais e internacionais e outros, fornecendo aos acadêmicos noções básicas da realidade nacional em paralelo com as exigências legais.

f. A Portaria 97, de 17 de setembro de 1993 publicada em Diário Oficial, caracteriza a mudança na apresentação de rótulos e embalagens dos medicamentos genéricos apresentando concomitantemente, vitaminas e suas associações, aminoácidos, Fitoterápicos e produtos homeopáticos, subsidiando os acadêmicos no tocante à apresentação legal das Formas Farmacêuticas.

g. A Portaria 6, de 31 de janeiro de 1995, visa instituir e normalizar o registro de produtos Fitoterápicos junto ao Sistema de Vigilância Sanitária que, ao nosso ver, é o mais importante momento da fitoterapia, pois visa promover e oficializar os procedimentos científicos referentes a esta temática, traz definições, trata da fabricação, registro e comercialização, incluindo bulas, rótulos, embalagens, validação de métodos analíticos, associações de espécies, similaridade e produtos isentos de registro.

i. A Portaria de junho de 1996 que passará a vigorar a partir da data de publicação em Diário Oficial, apresenta "Proposta para Estudo da Toxicidade de Produtos Fitoterápicos" apresentada ao Secretário de Vigilância Sanitária do Ministério da Saúde pela Academia Brasileira de Ciências e pelo Grupo de Estudos de Produtos Fitoterápicos. Apresentam determinações de como proceder-se o estudo toxicológico de Fitoterápicos. Apresenta ao acadêmico os parâmetros legais de testes desta natureza.

j. Portaria 19, de 16 de fevereiro de 1996, publicada pelo Secretário de Vigilância Sanitária do Ministério da Saúde, regulamenta a exposição e venda de medicamentos importados, bem como estabelece concessão de registro a esses de medicamentos importados. Direciona o acadêmico quanto aos parâmetros legais da comercialização de produtos importados na farmácia de dispensação.

k) O modelo de bula proposto pelo Sistema Nacional de Vigilância Sanitária, (SNVS) onde o acadêmico aprende como elaborar uma bula dentro dos padrões oficiais do SNVS.

A importância desta etapa se clarifica numa análise reflexiva e crítica das questões que normalizam e regulamentam a pesquisa, o desenvolvimento e a produção de medicamentos, inclusive os Fitoterápicos. Para tanto apresenta-se trabalhos científicos de regulamentação do transporte e comercialização da matéria prima vegetal, portarias de registro de Fitoterápicos, proposta oficial de estudo farmacológico, proposta de estudo da toxicidade, modelo oficial de bula, recursos humanos aptos a exercerem a Fitoterapia, estratégias de implantação da Fitoterapia no serviço público, denominações comuns dos fármacos e noções básicas de exigências legais. Tais aspectos, promovem o estímulo do estudo individual, da discussão coletiva, dos aspectos legais e da construção de um conhecimento próprio, fundamentado cientificamente, orientados para a importância da verticalidade na referida prática. Esta etapa, muitas vezes, emerge dos próprios acadêmicos durante a seqüência das anteriores, permitindo o entrelaçamento de forma dinâmica e pertinaz por iniciativa dos próprios acadêmicos ou mesmo dos professores, ao deparar-se com a inquietude e angústia gerada nas discussões.

Na **quinta fase,** após o estudo individual e discussão dos textos, segue a pesquisa de campo, onde o acadêmico realiza um estudo comparativo das bulas encontradas no mercado para medicamentos Fitoterápicos e obtidos por síntese.

Na seqüência, o acadêmico deverá analisar as bulas apresentando proposta de modelo mínimo de uma nova bula seguindo o modelo das legislações vigentes usando como subsídio, o material oriundo do levantamento bibliográfico realizado no *Chemical Abstract* e *Biological Abstract*.

Este momento é muito rico para os acadêmicos, pois eles percebem que foram construindo um conhecimento próprio, que por muitas vezes pareceu isolado, não correlacionado, e que neste instante serve de fundamentação teórica para subsidiar discussões, críticas, lógicas, políticas e construtivas.

Percebe-se um êxtase cognitivo, porém a inquietude e insegurança quanto à responsabilidade do futuro profissional transparece nas discussões.

O momento exige uma parada para refletir. Os acadêmicos trazem seus exemplares de bulas e respectivos Fitoterápicos, apontam os problemas, elogiam os acertos. As aulas começam a tomar forma, os discursos inquisitivos fluem com facilidade, os acadêmicos querem denunciar e aprender mais e corretamente a forma de exercer o desenvolvimento e produção de Fitoterápicos.

Vislumbra-se um novo sentimento, a insegurança, "se tudo está errado, como fazer certo?", a dúvida representa um ponto importante para a construção deste conhecimento, tudo aquilo que possa ter passado desapercebido, o aluno voluntariamente retoma, e demonstra o desejo de buscar mais referenciais que possam subsidiar a prática farmacêutica na questão do desenvolvimento e produção de medicamentos. Nesse momento, observa-se que emerge um forte sentimento de indignação, os acadêmicos ao se apropriarem de novos enfoques técnico e científicos, passam á realizar uma análise da real situação dos Fiterápicos no país.

A **sexta fase** consiste em viabilizar o desenvolvimento individual do acadêmico. Ao surgir a indagação de como fazer certo, e com qualidade o aluno sente a necessidade de fazer parte mais efetiva no processo, o que propicia maior envolvimento, nesta etapa. Além da reflexão, os alunos fazem uma série de *sínteses,* tomando como exemplo um Fitoterápico comercializado, como aquele que foi estudado, porém, agora ele deve expressar o seu ponto de vista, agir como sujeito reflexivo, lógico e crítico deste processo. A questão do controle de qualidade deve emergir dos próprios acadêmicos. Afim de promover um avanço na busca de informações e fundamentação teórica, para propiciar a análise crítica e construtiva da realidade, usa-se textos, que tratam do "controle de qualidade dos medicamentos em geral e, em especial, dos Fitoterápicos", o que proporciona um avanço em paralelo. Sugere-se utilizar para instrumentalizar a realização da síntese da prática e da teoria, os seguintes textos:

a. O texto *"Pautas para la evaluacion de medicamentos herbarios",* o qual compõe o "Programa de Medicina Tradicional" apresentado pela *Organización Mundial De La Salud,* Genebra (1991), apresenta critérios básicos de validação da qualidade e inocuidade dos Fitoterápicos. Deste modo, pretende ajudar os organismos nacionais de regulamentação, as organizações científicas e a indústria a validar a documentação sobre os produtos. Justifica o tratamento científico da fitoterapia e incentiva o acadêmico a ingressar nos grupos de pesquisa desta temática, visto que muito há por fazer.

b. O artigo "Importância das informações agronômicas no controle de qualidade dos Fitoterápicos" SCHEFFER (1989), apresentado no Informativo da Fundação Brasileira de Plantas Medicinais, instiga os alunos a observarem a eficácia dos Fitoterápicos, sem dúvida condicionada à qualidade da matéria-prima. Reforça ao acadêmico novamente a necessidade implícita do trabalho multiprofissional.

c. O documento apresentado pela Organização Mundial de Saúde denominado *"Quality control methods for medicinal plant materials"* (1993), recomenda um elenco de metodologias analíticas para aplicação em drogas vegetais, onde evidencia-se a análise microscópica, fitoquímica e microbiológica, afim de figurar aos acadêmicos a amplitude e importância técnico-científica desta temática.

d. O texto "Proposta de validação farmacognóstica de drogas vegetais, plantas medicinais e Fitoterápicos" MATOS (1994), publicado no periódico Infarma, apresenta aspectos básicos para a validação científica das drogas vegetais e Fitoterápicos. Trata-se de um texto elementar que expressa com clareza e simplicidade a necessidade de integrar e normalizar a pesquisa e o uso das plantas medicinais.

e. O artigo "O controle de qualidade dos Fitoterápicos" SCHENKEL (1986), discute a qualidade dos Fitoterápicos no Rio Grande do Sul, e aponta a importância da pesquisa acadêmica para sua melhoria. Apesar de constituir uma publicação antiga, lança à discussão informações sobre problemas que continuam atuais.

f. O artigo "Identificação de fármacos vegetais em medicamentos" ALVES (1992), publicado na Revista Portuguesa de Farmácia, apresenta a identificação de algumas drogas vegetais como beladona, passiflora, ipecacuanha, etc. e de suas formas extrativas em misturas medicamentosas, utilizando certas técnicas analíticas. Este figura para o acadêmico a importância do rastreamento da composição química do vegetal, abrindo uma série de discussões relacionando a matéria prima vegetal desde o cultivo até a fase de produção.

g. O artigo "Caracterização farmacobotânica de *Hedychium coronarium Koenig*. Uma fraude de *Angelica archangelica Linnéi*." OLIVEIRA (1985), publicado na Revista Ciência Farmacêutica, apresenta diferenciações anatômicas e cromatográficas entre duas espécies vegetais que freqüentemente são substituídas sob o intuito de fraudar a matéria-prima. Este trabalho apresenta uma riqueza de detalhes anatômicos e fitoquímicos, alertando o futuro profissional ao momento da aquisição da matéria prima. Evidencia e reafirma a importância do controle de qualidade no processo.

h. O artigo "Planejamento de fármacos" KOROLKOVAS (1989), apresenta uma revisão sucinta sobre os principais métodos de planejamento dos fármacos. Neste, apresenta-se também o emprego e dificuldade de obtenção de medicamentos, expõe a necessidade de se obter novos fármacos e investir na pesquisa acadêmica e tecnológica.

i. A coletânea do material apresentado na primeira parte denominado "O gerenciamento da qualidade na indústria farmacêutica: filosofia e elementos essenciais" que integra o 32° Relatório do Comitê de Peritos da OMS em Especificações para produtos farmacêuticos, esclarece aos acadêmicos questões internacionais, referentes a garantia da qualidade, boas práticas de fabricação, controle de qualidade, sanitização, higiene e validação de processos. Promove uma ampla gama de informações que permitirão o aprofundamento em disciplinas à frente, porém aqui nos cabe apenas promover a correlação da qualidade na Manipulação e na Indústria de medicamentos.

j. O artigo "Pesquisa de impurezas metálicas em material de acondicionamento de medicamentos pela Cromatografia Camada Delgada" HANAI (1985), aponta a questão da escolha adequada do recipiente, afim de não suscitar contaminações ou incompatibilidades. Este texto serve de subsídio para discussões referentes à interações produto-embalagem, despertando a consciência analítica e crítica do acadêmico.

l. O trabalho "Análise macroscópica e microbiológica de amostras de plantas medicinais comercializadas no Estado do Paraná" HIGASKINO (1994), apresentado no XIII Simpósio de Plantas Medicinais do Brasil, demonstra a atual realidade do mercado de matéria-prima, apresentando dados quantitativos de contaminação microbiológica do vegetal antes de chegar aos laboratórios e indústrias, justifica a necessidade do farmacêutico no campo em trabalho integrado com o agrônomo.

m. O trabalho "Avaliação da toxicidade de extratos de plantas medicinais através de bioensaio com *Artemia salina Leach*" de FONTENELE (1989), publicado na revista Ciência e Cultura, demonstra a avaliação toxicológica de nove extratos de plantas medicinais consumidas ampla e indiscriminadamente e reafirma a necessidade da pesquisa científica integrada na tecnologia de Fitoterápicos.

n. O artigo denominado "Modificação do método de Di Paolo Moore para teste de novas substâncias anti-câncer. Parte II: Emprego de células de tumor de Erlich nos testes *in vitro* e *in vivo* - estudo comparativo" de NAKAMURA e *col.* (1988) publicado na revista Ciência e Cultura, apresenta uma opção metodológica científica na triagem de novas drogas vegetais anti-câncer, que oportuniza o menor número de animais. Caracteriza ao aluno a amplitude dos testes de triagem, aplicabilidade das plantas medicinais e alerta sobre o uso exagerado de animais em testes pré-clínicos.

o. O trabalho "Efeitos do *Ageratum conysoides, Linèe*" de MARQUES NETO (1988), apresenta o tratamento da artrose publicado na Revista Brasileira de Reumatologia, alertando sobre a possibilidade do uso de uma espécie vegetal no tratamento da artrose, caracterizando um ensaio clínico realizado em 75 pacientes com o propósito de analisar as propriedades toxicológicas da mesma. A abordagem exemplifica muito bem, ao acadêmico, a dinâmica de uma pesquisa desta ordem, apresentando os protocolos clínicos, discussão e conclusão dos dados obtidos. Nesta etapa, procura-se fundamentar os critérios para a qualidade do medicamento, considerando os controles antes, durante e após o processo de produção. Aborda-se através de ampla leitura, reflexão e discussão uma série de trabalhos elencados que procuram expressar a preocupação com: a validação e normalização no desenvolvimento, manipulação e produção de medicamentos, alerta à aquisição de matéria-prima; a questão das Boas Práticas de Fabricação; o Controle de Qualidade na produção; a Organização Mundial da Saúde quanto aos aspectos da qualidade; a importância da identificação do fármaco no produto acabado; a importância das informações agronômicas no controle de qualidade da matéria-prima vegetal; a avaliação da toxicidade do medicamento e a dinâmica do Protocolo Clínico para o estudo de medicamentos.

As discussões em grupo, devem ser assimiladas pelos acadêmicos como meio de conquistar o próprio saber. Cada discussão realizada deve ser elaborada pelo professor, e os respectivos conteúdos amarrados e sintetizados no final de cada aula, de forma a enfatizar os conceitos, definições e processos fundamentais à referida temática.

A **sétima fase** oportuniza o desenvolvimento da criatividade, iniciativa, capacidade de síntese e sobretudo da atitude de reflexão diante de um trabalho coletivo (seminário e ou vídeo), onde a interação deve ocorrer entre os membros da equipe, e destes com toda a classe de acadêmicos.

A interação deve ser efetiva. Portanto os acadêmicos, além de desenvolverem o tema proposto, devem elaborar estratégias para promover o envolvimento dos demais colegas.

Elenca-se distintos temas, relacionados estritamente com o conteúdo programático da disciplina. Todos os seminários devem enfocar o papel do farmacêutico e sua responsabilidade diante do desenvolvimento e produção de medicamentos desta natureza.

A forma de apresentação deve contar com o uso de diversos recursos como diapositivos, transparências, cartazes, produções de vídeo e participação ativa dos demais acadêmicos. Esta se efetiva a medida que a equipe investe em jogos, sorteios e questionamentos, onde todos são convidados a participar a qualquer momento. E como elemento incentivador, no processo pode ser distribuído prêmios de participação. No caso do vídeo deve contar entrevistas, pesquisas de campo, representações e criatividade.

Cada equipe deve elaborar um texto coletivo sobre o assunto a ser abordado, este deve ser distribuído aos demais colegas, com quinze dias de antecedência afim de possibilitar o contato prévio dos acadêmicos com o assunto, e viabilizar o entendimento e a interação no momento da apresentação.

Os seminários e vídeo devem acontecer no decorrer do semestre, intercalados de aulas teóricas e ou discussões de grupo.

A presença nas apresentações deve ser maciça, todos devem estar cientes que trata-se de um trabalho conjunto, todos desempenham papel fundamental no processo ensino-aprendizagem.

Há relatos, na avaliação desta fase, que acontece interação, reflexão, desinibição, desenvolvimento da criatividade, conquista de segurança e autonomia acadêmica. Estes podem utilizar uma série de artifícios como novas bibliografias, (*Internet*) na busca de informações, assim como buscar subsídios no campo, resgatando os problemas encontrados pelos profissionais atuantes no mercado de trabalho através de entrevistas, documentários etc... O enriquecimento também se dá quando envolve-se um grupo de pessoas comuns, que fazem uso dos serviços ou produtos farmacêuticos como psicotrópicos e entorpecentes por exemplo. As descobertas podem ser muitas, o senso crítico acadêmico pode descobrir e avaliar os descaminhos da profissão e apontar perspectivas e propostas para de forma científica e técnica trilhar caminhos responsáveis e éticos, a fim de proporcionar à sociedade um atendimento e orientação farmacêutica mais efetiva, adequada e consciente.

Esta fase, sem dúvida, exige o comprometimento de todos com o ato e o desejo de aprender. Contribui enormemente ao processo coletivo de construção do conhecimento, bem como proporciona a desinibição e criatividade acadêmica gerados através do diálogo dirigido, onde os conteúdos são explorados e questionados exaustivamente. Os trabalhos coletivos inserem o hábito da discussão, da análise reflexiva e principalmente a criatividade que se viabiliza interação coletiva, na criatividade. Cabe ressaltar que o envolvimento e apresentação tomam um novo sentido, ambos (equipe e demais colegas) sentem-se comprometidos na apresentação e conseqüente aprendizagem. Os acadêmicos se deparam surpresos com questões reais e cotidianas apresentadas pela equipe, neste intuito a consciência dos acadêmicos, de se tornarem responsáveis sob a reconstrução daquele saber, torna-se objeto de primeira ordem.

Todas as apresentações devem enfocar a ação profissional, para que se tenha maior efetividade sugere-se substituir o seminário pela elaboração de um vídeo. Este integra o conhecimento, estratégias, e desenvolvimento pleno acadêmico proporcionando o "êxtase cognitivo", propondo alternativas, procedimentos e trazendo aos demais os consensos possíveis que compõe a referida temática. Neste momento, todos desejam expressar um modelo próprio possível no desenvolvimento, manipulação e produção, bem como na dispensação de medicamentos.

A **oitava fase** demonstra o crescimento e amadurecimento individual acadêmico. Constituiu-se pela elaboração de um *paper*, artigo cujo tema deve ser de livre escolha, por parte dos acadêmicos, porém inéditos e desde que, tratem da ação profissional. O acadêmico deve apontar problemas, comentários, soluções e exaltações da temática elegida.

A síntese deve obrigatoriamente compor uma produção original, que se apresenta na forma de um jornal ou revista, em que os acadêmicos possam expressar suas perspectivas e responsabilidades, enquanto alunos da disciplina. O *paper* é publicado em uma revista de tiragem semestral denominada "VISÃO ACADÊMICA", que foi criada pelos autores deste método e elenco de professores do Curso de Farmácia da Universidade Federal do Paraná.

O intuito de tornar uma publicação oficial, funciona como alavanca no processo, afim de motivar o acadêmico a pesquisar e fundamentar-se, antes de elaborar a síntese. Esta proposta viabiliza o exercício lógico, crítico e criativo, para este poder intervir no processo como sujeito construtor do próprio conhecimento. O compromisso acadêmico torna-se responsável e unânime.

A ação do professor, se dá por meio de orientações individuais e fornecimento de material quando requisitado, procura-se não interferir na idéia propriamente dita, permite-se que o acadêmico expresse suas próprias linhas de pensamento, fundamentado sob artigos recentes de revistas especializadas e ou discussões em sala. Percebe-se a interação do acadêmico com o tema alicerçado na fundamentação científica aliada ao seu próprio conhecimento. Esta interação se viabiliza na apresentação e análise de conteúdos científicos, complexos e por vezes polêmicos, como a questão do uso abusivo de vitaminas e antihistamínicos. Os aspectos legais abordados em nossa revista podem caracterizar com expressividade e clareza a responsabilidade farmacêutica do futuro profissional na dispensação de medicamentos.

O avanço é sempre significativo, todos demonstram segurança na escolha e desenvolvimento do tema. A criatividade e raciocínio lógico permanecem presentes em todos os temas. Neste momento se comprova a emancipação individual de cada aluno, que se liberta ao descobrir que é capaz de produzir um artigo individual de livre escolha, apresentando sua opinião fruto da construção do seu próprio conhecimento. Este momento, passa a ser uma necessidade individual, onde o aluno interage com o conhecimento construído, como sujeito ativo e compreende, o trânsito crítico e criativo sobre a produção cognitiva.

A AÇÃO EDUCATIVA PROPRIAMENTE DITA

A proposição de se construir referenciais que subsidiem a prática profissional sob enfoque amplo multiprofissional, traz aos acadêmicos o sentimento de responsabilidade, fazendo aflorar seu raciocínio lógico e crítico.

O amadurecimento na relação direta com as outras disciplinas no intuito de amarrar os conteúdos e redimensionar a fragmentação das mesmas em prol da formação profissional, leva o acadêmico a engajar-se de forma mais eficiente no processo ensino-aprendizagem. Este ultrapassa a situação de expectante para atuar no processo de construção do próprio saber através de atos concretos. Tal processo é gradativo e individualmente desigual, as descobertas e angústias criam nos acadêmicos a necessidade de compartilhar através do estudo coletivo, gerando uma prática globalizadora por vezes limitada e por outras atingível, no processo de aprendizagem.

Dentro desta perspectiva a ação educativa viabiliza-se não somente pelo professor ou simplesmente pelo educando mas viabiliza-se a medida que trabalhamos em parceria na procura da realidade, afim de interagir ou transformar a mesma, aliando a teoria à prática na globalização deste conhecimento. No sentido de esclarecer a panorâmica da metodologia empregada evidenciam-se os seguintes aspectos:

- Os textos apresentados pretendem figurar todas as áreas que compõe a Fitoterapia.

- Não é objetivo ensinar os diversos conteúdos apresentados porém de forma clara, sob enfoque interdisciplinar, pretende-se abordar a referida prática.
- A visão do todo possibilita apontar caminhos para o exercício profissional.
- Utilizam-se muitos conteúdos já abordados ou a serem ministrados e disciplinas específicas, que foram apresentadas isoladas do todo, por vezes apresentados como conteúdo acabado, único, independente do todo, do qual fazem parte, entendidos como especialidades.
- Alinhavar de forma inovadora os conteúdos, promover a interdisciplinaridade, ultrapassar a fragmentação em prol da totalidade real deste saber.
- Mostrar ao acadêmico a relevância do trabalho em parceria multiprofissional e apontar a pesquisa como meio profissional farmacêutico com vistas a prepararmos os acadêmicos para o enfrentamento do terceiro milênio. Embora, não se negue as raízes e as tradições, necessita-se ultrapassar estas práticas conservadoras e ir em busca de metodologias alternativas que sejam mais significativas para vida profissional dos acadêmicos no mundo atual.

Nessa dimensão a análise sob a prática docente, realizada por BEHRENS (1995), sob uma equipe multiprofissional de professores, fica evidente a ênfase na metodologia de ensino que supere a "memorização, repetição e reprodução do conhecimento, cujos conteúdos ministrados são meras reproduções alheias", com início, meio e fim, não apontando em nenhum instante uma visão globalizadora e interdisciplinar.

A atitude de alterar a prática pedagógica deve ser uma constante na vida do professor, porém tal mudança não se faz de forma abrupta. Tudo vem ao seu tempo, o enfrentamento, a conscientização pedagógica e sobretudo a coragem para mudar.

É mister, que se trate carinhosamente a questão do professor e sua prática docente, principalmente naqueles cursos essencialmente tecnicistas cuja abordagem tradicionalista flui naturalmente, sem a preocupação de mudança porque não convive com novas abordagens.

Contudo, o receio de libertar a consciência reflexiva e crítica do acadêmico, pode desordenar o processo. Sair da situação de repassador do conhecimento para orientador do processo de reconstrução do conhecimento, requer dedicação e visão de mundo, domínio sobre o tema e sobretudo, sensibilidade na relação acadêmica. Promover a interrelação entre teoria e prática somente se oportuniza diante de uma perspectiva interdisciplinar e globalizadora do conhecimento quando o professor vivencia a pesquisa no seu cotidiano como atitude de educar.

O desafio que se impõe, traduz-se na busca de uma ação educativa plena, com o objetivo educacional de minimizar os fatores que efetivamente, levam a má qualidade do ensino superior.

Viabilizar ferramentas e subsídios teóricos que possam preparar a ação docente as "exigências da prática pedagógica na modernidade". (BEHRENS, 1995).

Há ainda que se entender, dentro do meio Universitário que, a Ciência é Universal e como tal não pode tornar-se propriedade de um ou outro grupo de pesquisadores. Esta não foi departamentalizada e nem sequer fragmentada em disciplinas. Sob este enfoque todos: professores universitários, pesquisadores, intelectuais, indústria e comunidade, devem dar as mãos e contribuir para o progresso da ciência. Perpassando desde a formação acadêmica até o desenvolvimento e aplicação de nossas pesquisas.

Parece evidente que os acadêmicos quando de posse dos conhecimentos e valores iniciam a análise reflexiva, a qual gera uma concepção de conjunto.

Consequentemente ocorre a formulação própria no processo de capacitação com qualidade formal, política e ética. Sendo impossível o acadêmico passar por estas etapas sem contaminar-se, sem adquirir uma postura responsável e engajada por meio de questionamentos e auto-questionamentos, viabiliza-se a reconstrução permanente do conhecimento.

Durante o processo, espera-se chegar aos consensos possíveis a fim de buscar o equilíbrio de opiniões, devendo atender aos propósitos reais do tema, porém, a individualidade e sobretudo o respeito pelo acadêmico deve nortear toda e qualquer espécie de questionamentos, a fim de garantir a construção do conhecimento aliando a teoria à prática adequada.

O TRABALHO COLETIVO ALIADO AO TRABALHO INDIVIDUAL

Para superar as limitações individuais é que se propõe também o trabalho coletivo, este com a finalidade de oportunizar o equilíbrio e consenso entre os acadêmicos, pois direciona o manejo das informações. A deficiência de um, sobrepõe a eficiência de outro e juntos devem chegar a um consenso lógico. Esta dinâmica, propõe, que a aula não se restrinja a um espaço meramente de cópia de informações, mas sobre tudo, de construção e crescimento individual, pois o pensar, entender e intervir, sobrevive em meio a novas informações cuja inter-relação com o que já foi visto e elaborado ocorre imediatamente no individual e coletivo.

Nesta perspectiva, aprimora-se as potencialidades dos acadêmicos, de modo a torná-los independentes, no exercício da construção do próprio saber sobre os aspectos que regem o trabalho individual.

Saber elaborar o próprio ponto de vista crítico, de forma criativa possibilita ao acadêmico, compreender e compreender-se no processo de crescimento individual e produção do conhecimento. Elaborar seu próprio pensamento sob a forma de texto, propõe a construção da própria linguagem, fruto da sua criatividade.

Esta compõe a verdadeira relação pedagógica, pois o aluno deixa de ser objeto, como ocorre no método tradicional e assume papel de sujeito ativo histórico capaz de conceber e realizar "projeto próprio de desenvolvimento."

A autonomia dos sujeitos manifesta a possibilidade de "refazer crítica e criativamente", o que ultrapassa o "mero aprender" e alcança o "aprender a aprender". A capacidade de construir o próprio saber não pode ficar restrita ao mestrado, visto que o acadêmico sai da graduação para responder, como profissional, às exigências de mercado. Este irá determinar, tomar decisões, se deparar com o desconhecido e novo, a todo instante. (DEMO, 1996).

A sociedade moderna, exige um profissional capaz de enfrentar desafios, e para tanto, este deve manter-se constantemente no processo de formação continuada, o que somente é possível com uma formação acadêmica ampla e multidisciplinar.

Nesta perspectiva DEMO propõe:

> Qualquer processo formativo só tem a ganhar se se preocupar, antes de mais nada, com a construção da capacidade de construir; com regra, qualquer curso deveria começar com um "ciclo básico" comum propedêutico, no qual todos, sem exceção, seriam motivados a passar do aprender para o aprender a aprender; essa iniciativa vale particularmente para os cursos de graduação.
>
> O currículo intensivo é bem mais adequado ao tipo de qualidade construtiva buscando, porque se baseia em fazer ciência de modo sistemático, crítico e criativo; usa o conhecimento disponível como insumo, aproveita as facilidades da socialização moderna do saber, mas funda-se especialmente na competência construtiva. (DEMO, 1996, p. 31).

Tal preocupação aponta a necessidade de desenvolver no acadêmico habilidades e potencialidades, de modo que este assuma o papel de pesquisador no seu cotidiano e viabilize o progresso técnico-científico e ético na carreira profissional.

Diante da metodologia de ensino com pesquisa observa-se que a atitude expectante do sujeito que somente absorve o conhecimento, ultrapassa o mero aprender e alcança o "aprender a aprender", quando trabalha-se no cotidiano acadêmico algumas "habilidades críticas, lógicas, comunicativas e humanísticas."

Este deve participar do processo de "construção do conhecimento junto do professor" mesmo que desempenhando papéis distintos. O contato direto sob orientação adequada permite garantir o monitoramento constante do processo, possibilita, uma avaliação justa e responsável. (DEMO, 1996).

A garantia de bom andamento da disciplina requer do docente, segurança, domínio, otimismo, humanidade e principalmente o livre trânsito entre a teoria e a prática, aliados ao conhecimento da literatura especializada.

A AVALIAÇÃO DO MÉTODO X PESQUISA PARTICIPATIVA

A Avaliação deste método deve considerar a participação nas aulas práticas, desempenho nas discussões coletivas, interesse e participação nos seminários, número de consultas ao professor, capacidade em trabalhar em equipe, execução das tarefas individuais, crítica responsável e lógica, inter-relação professor/aluno, aluno/aluno; materiais desenvolvidos, recursos e estratégias utilizadas pelos acadêmicos, criatividade, capacidade de síntese e assim por diante tudo que contribuir para o entendimento, construção individual e coletiva, do conhecimento. A avaliação extremamente minuciosa requer o envolvimento efetivo do professor e dos alunos compartilhando espaços e objetivos comuns, engajados no crescimento individual e coletivo. É mister respeitar a variedade de perfis acadêmicos, uns se sobressaem melhor em uma ou outra forma de pesquisa, nem todos possuem as mesmas habilidades e potencialidades.

A pesquisa participativa pode viabilizar e enaltecer a prática como fonte do conhecimento, incorporando no acadêmico a importância da consciência crítica como etapa obrigatória na proposta de emancipação acadêmica e profissional.

A característica das variáveis dos resultados e opções é que garantem à pesquisa, o avanço tecnológico e científico. A incerteza da realidade impõe o progresso da pesquisa acadêmica, que deve engajar-se na formação profissional desde os primeiros instantes da vida acadêmica.

Este desafio aponta a pesquisa como parte integrante na formação acadêmica, pelo fato de promover o desencadeamento da busca de novas informações, que compõe o aprofundamento teórico, garantindo uma prática profissional crítica, competente e produtora de qualidade.

AVALIAÇÃO DO MÉTODO: CONTRIBUIÇÃO ACADÊMICA

Na expectativa de analisar a metodologia enquanto aceitação acadêmica, bem como aprimoramento das estratégias envolvidas no ensino-aprendizagem utilizados na disciplina que serviu de base a esta pesquisa, criou-se um instrumento de avaliação constando de questões abertas. Convidou-se os alunos para se manifestarem sobre a experiência vivenciada. Este preenchimento foi anônimo e sem a obrigatoriedade na entrega do mesmo.

O fato de não exigir a participação, já funcionou também como elemento de avaliação pois todos, sem exceção, entregaram os pronunciamentos, e mais, alguns fizeram questão de entregar pessoalmente, reiterando os comentários, apontando novas idéias, demonstrando certa satisfação em poder novamente interagir no processo, não somente em relação a ele próprio, mas em relação a comunidade acadêmica de farmácia que deve cursar a disciplina na seqüência, evidenciando a preocupação com o futuro da categoria profissional.

Acredita-se que esta manifestação demonstrou efetivamente, que a Universidade deve cumprir o papel na formação acadêmica do indivíduo, enquanto ser íntegro e responsável pela sua própria aprendizagem. Esse processo busca emancipação dos sujeitos, que deve acontecer a todo instante, em toda a caminhada acadêmica, enfatizando que os projetos pedagógicos assentados no ensino com pesquisa numa abordagem progressista tem como meta a produção de conhecimentos revestidos de rigor científico, político e formal.

Alguns depoimentos recolhidos entre os alunos que serviram de modelo para execução deste trabalho retrataram a surpresa da auto-emancipação, alcançada em cada indivíduo, na construção do próprio conhecimento. Muitos acadêmicos declararam ter alcançado autonomia quanto à busca, articulação e síntese do conhecimento. Houve referência quanto à melhoria das pesquisas também em outras disciplinas.

Na investigação quanto ao conhecimento sobre a metodologia do ensino com pesquisa realizado na disciplina, os acadêmicos manifestaram que não conheciam e nunca tinham feito parte deste tipo de processo até o momento de suas vidas acadêmicas. Destacaram-se os seguintes depoimentos:

> "Não conhecia pois até o momento me considerava *expert* em memorizar e tirar nota dez." (Aluno 5).
> "Sim, conhecia, porém não participava tanto. A discussão de textos já havia feito, porém jamais tive que elaborar o meu próprio conhecimento."(Aluno 6).

Referente ao progresso individual, quanto à construção do seu próprio conhecimento, no tocante à produção e manipulação de medicamentos, inclusive os Fitoterápicos, os alunos se manifestaram:

> "Sim, hoje sei montar as técnicas de formulações dos medicamentos e quando iniciei a disciplina achei que tinha que decorar como fazer." (Aluno 4).

"Sim, hoje sei buscar informações individualmente, já sei qual o caminho percorrido para manipular uma nova formulação." (Aluno 5).
"Sim descobri como ir atrás de informações. Até no estágio estou aproveitando mais, pois não tenho que decorar os procedimentos e sim entender." (Aluno 6).
"Sim, e o que foi mais importante, é que todas as práticas tinham que ser consultadas na Farmacopéia. O que obrigou-me a montar as técnicas sozinha, para depois discutir as dúvidas. "Aprendendo de verdade." (Aluno 9).
"Sim minha responsabilidade perante a profissão que escolhi aumentou. Pude visualizar a importância da farmácia de dispensação." (Aluno 15).
"Sim, entendo a consulta as Farmacopéias nacional e internacionais, não só na Farmacotécnica, mas nas outras disciplinas, pois até hoje eu não as conhecia, nem tinha ouvido falar." (Aluno 17).
"Sim, acho que ainda tenho muito para aprender." (Aluno 12).
"Sim, até facilitou o desempenho no estágio, acho também que fui escolhida por demonstrar maior conhecimento na área, em relação aos de outras instituições." (Aluno 23).
"Sim, percebi o quanto cresci quando fui fazer o *paper*". (Aluno 26)
"Sim, descobri que cresci quando fui fazer a entrevista no estágio." (Aluno 27).
"Sim, hoje não tenho medo de relatórios e nem de expor minhas opiniões nas outras disciplinas." (Aluno 28).

Pode-se observar que a metodologia propôs aos alunos a relação do saber elaborado e do seu próprio conhecimento. Enfatizou o fato de requerer a avaliação da conscientização da realidade acadêmica diante do ato "aprender a aprender". O que ficou eminentemente comprovado na fala.

Com relação a nova metodologia empregada, comparada a tradicional, os estudantes puderam manifestar suas contribuições como sujeitos do processo:

"É uma metodologia interessante, pois devemos nos deslocar deste "mundinho" das matérias do curso e sair em busca da realidade, através de pesquisas, implementando nosso conhecimento." (Aluno 1).
"Esta metodologia foge da monotonia das aulas tradicionais tornando o aprendizado mais gostoso." (Aluno 2).
"Maior integração com a professora, maior participação do aluno." (Aluno 3).
"Há espaço para questionar, discordar ou concordar." (Aluno 4).

"Promove uma abertura de espaço nas discussões que me obrigou a estar presente de mente e corpo." (Aluno 5).
"Maior participação do aluno, melhor exposição dos temas, melhor compreensão dos mesmos, possibilitando melhor aprendizado." (Aluno 6).
"A nova metodologia desenvolve a crítica do aluno, incentiva o aluno a buscar novas literaturas, além daquelas oferecidas pelo professor, faz com que nos tornemos mais responsáveis em aprimorar os nossos conhecimentos." (Aluno 13).
"A nova metodologia desenvolve a crítica do aluno, incentiva o aluno a buscar novas literaturas, além daquelas oferecidas pelo professor, faz com que nos tornemos mais responsáveis em aprimorar os nossos conhecimentos." (Aluno 14).
"Coisas novas nos faz crescer, coisas sempre iguais fazem os alunos se acomodarem e não estudar ou estudar só o suficiente para passar." (Aluno 15).
"Permite ao aluno que se interesse pelo tema com liberdade para avançar ou interromper o processo, mas desestrutura totalmente um aluno que não tenha qualquer interesse pela disciplina. Se não se comprometer com o processo fica difícil de aprender." (Aluno 22).
"Abre nossa visão, quanto ao tema e quanto o futuro profissional. Mas é muito trabalhosa." (Aluno 23).
"O conteúdo não fica amarrado, o aluno que se interessar pela matéria obtém condições de se aprofundar no assunto. Porém como nem todos os professores adotam esta metodologia, fica difícil para o aluno se adaptar e ter tempo para se dedicar. Porque parece que este método requer mais tempo e dedicação." (Aluno 24).
"Espaço para expor idéias, críticas, pensamentos, comparações e pontos de vista distintos". (Aluno 26)
"Debates trazem informações novas, aprender "brincando" é mais gostoso acho que fixa melhor." (Aluno 27).

Esta questão instigou a avaliação da assimilação do acadêmico quanto a engajamento no processo e possibilitou a necessidade de aperfeiçoamento do mesmo a todo semestre letivo. Ao analisar os depoimentos, percebe-se que os alunos utilizaram mais tempo para produzir, que nas disciplinas convencionais. Uma possibilidade de oportunizar mais tempo para o ensino com pesquisa seria a inclusão de uma nova disciplina para poder ampliar os conhecimentos sobre a temática, pois o tempo tornou-se fator limitante e desafiante, que para nossa surpresa foi ultrapassado, pela dedicação e empenho dos acadêmicos. Aliado a isto percebeu-se a idéia de "trabalho árduo" contudo ficou clarificado no depoimento dos acadêmicos, diante da comparação entre a metodologia tradicional e a metodologia de ensino com pesquisa que destacou-se a última, sendo caracterizado pelos acadêmicos como emancipatória, dinâmica e envolvente. O único fator que foi apresentado neste momento histórico como desafiador para o aluno foi o tempo necessário para desenvolver leituras e produções. Cabe ressaltar que os nossos estudantes não estão acostumados com exigências durante o processo, mas a estranheza prende-se ao fato da escola estar assentada num ensino tradicional, fragmentado, de conteúdos absolutizados, e na reprodução pura dos conhecimentos ministrados pelo professor.

Quanto a validade da proposição da metodologia de ensino com pesquisa para os próximos semestres, dentre 74,0% de respostas afirmativas encontramos as seguintes contribuições:

"Sim, com certeza, porém deve haver maior carga horária". (Aluno 1)
"Sim, é válido continuar cresci demais, acho que talvez tivéssemos que ter mais tempo para as discussões pois estas são fundamentais para aprender." (Aluno 2).
"Sim, devemos continuar pois a metodologia tradicional faz com que enjoemos da matéria." (Aluno 3).
"Sim, ao menos na minha opinião a forma atual é mais dinâmica e empolgante." (Aluno 6).
"Prefiro o método tradicional, pois não tenho dificuldade em memorizar os assuntos dados em aula." (Aluno 7).
"Sim, achei ótimo, acho até que descobri como estudar." (Aluno 10).
"Sim, deve continuar." (Aluno 17).
"Acho que um misto das duas será menos trabalhoso". (Aluno 20)
"Sim, acho que só vamos melhorar a qualidade do profissional se iniciar a mudança aqui dentro da Universidade. "Se todos os farmacêuticos do Brasil pudessem fazer o trabalho da bula não teria nenhuma errada no mercado." (Aluno 21).
"Sim." (Aluno 26).
"Acho que deve haver um misto das duas metodologias porque tenho colegas que gostam de decorar e ficam perdidos quanto ao que decorar." (Aluno 27).

Esta questão possibilitou o pronunciamento sobre subsídios para aperfeiçoamento das estratégias de abordagem de conteúdos na manipulação e produção de medicamentos a partir da análise crítica dos acadêmicos, realizada sobre a referida metodologia, propiciando apontar caminhos alternativos para execução das mesmas.

Ao ser convidado para manifestar-se sobre a metodologia proposta e se esta colaborou de forma lógica, crítica e criativa na sua formação acadêmica com vistas ao futuro profissional, os estudantes manifestaram:

"Desenvolveu minha criatividade, desibinição." (Aluno 2).
"Esta metodologia incentivou-me a pesquisar mais e debater os novos conhecimentos com os colegas havendo maior troca de idéias." (Aluno 3).
"Ajudou-me a ter iniciativa e autonomia na pesquisa." (Aluno 5).
"Sim, mostrou-me a realidade do mercado e qual meu papel diante do todo." (Aluno 6).
"Me ajudou na prática de fazer relatórios." (Aluno 7).
"Me fez refletir mais sobre os assuntos." (Aluno 11).
"Para mim foi bom, porque eu estava muito acostumada a decorar tudo, dessa forma aprendi a questionar, criticar e pensar mais sobre os assuntos propostos e meu papel frente a estes." (Aluno 12).
"A elaboração do *paper* tornou-me mais crítica e reflexiva. O seminário desenvolveu minha criatividade e propiciou mais entrosamento entre os colegas." (Aluno 13).
"Colaborou muito, aprendi a pesquisar na literatura." (Aluno 16).
"Ela obrigou-me a ir buscar novos conhecimentos, ensinou-me procurar novas informações em trabalhos científicos." (Aluno 17).
"Com as discussões abre-se a cabeça para o mundo atual, observa-se os fatos reais e atuais que estão ocorrendo em relação aos conteúdos apresentados pela disciplina. Faz avaliar o papel do Farmacêutico frente a realidade do mundo." (Aluno 18).
"Permitiu a criação de uma linha de raciocínio útil, não apenas aquela velha forma de decorar e esquecer a matéria." (Aluno 21).
"Este procedimento estimula a busca de novas informações, permite comparar, como fazer e como não fazer." (Aluno 25).
"Desenvolve o senso crítico e criativo fundamental para o sucesso profissional." (Aluno 26).
"Aumentou o entendimento da prática à criatividade, o entrosamento com os colegas e facilitou a realização dos seminários e relatórios até nas outras disciplinas, tornei-me mais participativa." (Aluno 28).

Procurou-se com esta questão evidenciar e investigar a compreensão do acadêmico sobre as situações vivenciadas. Nos depoimentos transpareceu a capacidade de renovação e inovação que os acadêmicos puderam vislumbrar na própria caminhada como aluno, sujeito ativo, responsável na construção de seu próprio saber, caracterizado no envolvimento, nas discussões, trabalhos coletivos e materializado no *paper* a partir da interação individual efetiva no processo. Houve expressão na autonomia, iniciativa, desinibição, (aprofundamento das etapas vivenciadas), conquistadas dia-a-dia.

Em função de determinantes alheios a vontade do professor, sofremos uma interrupção no processo, com um movimento de paralisação dos docentes. Julgamos pertinentes escutar os alunos sobre a influência deste fato no encaminhamento da proposta. As contribuições são significativas e elencavam-se as seguintes colocações para avaliar a interferência da greve no andamento da disciplina:

> "Atrapalhou muito, pois o conteúdo ministrado anteriormente a greve ficou meio desvinculado do posterior." (Aluno 1).
> "Sim, fiquei perdido com o antes e depois." (Aluno 5).
> "Sim, acho que estragou a caminhada, tive que concentrar-me como se estivesse começando do zero." (Aluno 6).
> "Sim acho lastimável que isso ainda não tenha se resolvido." (Aluno 12).
> "A greve atrapalhou a vida como um todo." (Aluno 14).

Pode-se perceber como o fator de ruptura temporária provocou uma descontinuidade na metodologia, afetou a continuidade no processo, embora não tenha afetado significativamente a qualidade do envolvimento dos alunos. Em função do estudante ter conhecimento sobre a estruturação da proposta, ao retornar da greve, pode-se agilizar imediatamente a continuidade do processo. Neste momento, por estarem envolvidos os alunos atenderam o apelo do docente na rearticulação das fases a serem desenvolvidas. Cabe ressaltar a contribuição do estudante 8:

> "Não, acho até que deu tempo para ler mais sobre o tema e preparar-me para a volta pois, este método pegou-me de surpresa, percebi que tinha que dar mais tempo para a disciplina".

Esta colocação possibilitou analisar que o aluno já assimilou que pode ser autônomo e que pode buscar a produção do conhecimento e o aprender a aprender, abrindo perspectivas para o estudo individual e coletivo, mesmo sem a orientação direta do professor.

A METODOLOGIA E A FORMAÇÃO ACADÊMICA

A Universidade possui como meta criar bases científicas e tecnológicas que permitam transformar os recursos disponíveis, atualizando e transmitindo conhecimentos, através do prazer de educar.

Deste modo, interagindo direta ou indiretamente com a sociedade, este processo assume papel importante não só na criação e repasse de conhecimentos, mas também na formação ética do profissional, revestida de rigor responsável e científico, promovendo uma visão interdisciplinar.

Diante de uma proposta do ensino com pesquisa sob uma abordagem progressista se evidencia uma Universidade provedora de transformações, geradora de um novo diálogo com a realidade, proporcionado pela abertura e interação com a comunidade, que se viabiliza na parceria com empresas e organizações, trazendo para dentro do campus universitário e especificamente para o cotidiano do acadêmico de Farmácia, a análise crítica e reflexiva da realidade, que contribui para a Universidade como suporte na produção do conhecimento.

O trânsito, viabilizado entre a teoria de ensino e a ação profissional cotidiana, contribui, enormemente, para o ensino-aprendizagem da referida prática. Este processo provoca a interação cognitiva e valoriza a pesquisa como princípio formal e político na busca da competência na Educação Universitária.

As idéias emergentes desta prática, comprometida com questionamentos sistemáticos, imbuídos de metodologia coordenada, oportunizará o desenvolvimento efetivo na construção da autêntica práxis, caracterizada pelo incentivo da prática coletiva, aumentando a capacidade do futuro profissional em construir o conhecimento e a ciência, com a evidente preocupação em não se distanciar da aplicabilidade deste conhecimento na sociedade. A capacitação do profissional voltado às questões da saúde se justifica a partir do momento que projeta suas metas para além da tecnologia e ciência e busca atender as necessidades do homem e o contexto social, como seu objetivo supremo, onde então se efetivará verdadeiramente a Educação.

Nesse processo evidencia-se emergência em apontar caminhos elucidativos da responsabilidade em executar a produção de Fitoterápicos, mesmo a nível de manipulação, aos farmacêuticos responsáveis pela manipulação e dispensação de medicamentos dentre eles os Fitoterápicos. Especialmente diante da problemática da auto-prescrição medicamentosa que integra os hábitos e costumes da cultura de nossa população; e também pelo fato do farmacêutico ser um profissional considerado agente direto de saúde, em face à legislação vigente que propicia a comercialização liberada de medicamentos, aliado ao fator cultural, onde a Fitoterapia é entendida como uma terapêutica natural considerada, portanto, pela população, como inócua.

A formação profissional sob o referido enfoque, muito pode contribuir para a melhoria da qualidade de vida da população. Deste modo a prestação de serviços de saúde tem como base a formação e desenvolvimento de recursos humanos adequados. Neste contexto, defende-se a busca de alternativas metodológicas dentro da Universidade, que instrumentalize os profissionais e que venham de encontro às necessidades da população. Esta afirmação propõe que a população receba cuidados apropriados e competentes na preservação de sua saúde.

Dessa maneira, a formação de recursos humanos contribui diretamente para consecução do direito de proteção à saúde que vem de encontro com a consagração do juramento do profissional farmacêutico. Na execução desta tarefa, parece primordial a presença do profissional farmacêutico, em vista de sua relação direta com a sociedade, na qual aplica o conhecimento universal e a tecnologia disponível. De igual maneira, engajada de forma multiprofissional à médicos, enfermeiros, nutricionistas e outros, utiliza-se de técnicas, instrumentos, equipamentos, medicamentos, assim como mecanismos de regulação sanitária dos bens e serviços necessários à subsistência dos atendimentos primários em saúde pública, na questão de seguridade social.

Todas estas peculiaridades instigam a abordagem da Fitoterapia no curso de Farmácia, concomitantemente à manipulação de medicamentos, que pode viabilizar-se com sucesso através da disciplina sob enfoques científico e tecnológico, com abordagem interdisciplinar, que utilize o ensino com pesquisa como metodologia de abordagem dos conteúdos.

Em função da premência que a Fitoterapia vem sendo tratada pelas instituições governamentais, de ensino e de pesquisa, acredita-se que neste momento histórico já se justifique a criação de uma disciplina específica para tratar conhecimentos sobre o desenvolvimento e a produção de Fitoterápicos.

Neste momento impõe-se uma reflexão sobre a necessidade de se propor a inclusão de disciplinas que atendam o ensino de Fitoterapia junto aos cursos de química, biologia, agronomia, farmácia, enfermagem e medicina que como proposta viabilize o ensino da Fitoterapia como método alternativo, seguro e eficaz na profilaxia e na prevenção da doença. O desafio é instigar os profissionais destas áreas para aprofundar os aspectos mais pertinentes na Fitoterapia, podendo utilizar como alternativa os caminhos metodológicos aqui apresentados. Buscando sobretudo a visão do todo, apontando caminhos através do *ensino com pesquisa,* sob a ótica da interdisciplinaridade em prol da globalização deste conhecimento.

REFERÊNCIAS BIBLIOGRÁFICAS

1. ABREU, Maria Célia & MASETTO. **O professor Universitário em sala de aula: prática e princípios teóricos.** 8º ed. São Paulo: M. G. Associados, 1990.
2. ADAD, J. M. T. **Controle Químico de Qualidade.** Rio de Janeiro: Guanabara Dois, 1982.

3. AKERELE, O. Medicinal plants and primary health care: an agenda for action. **Fitoterapia.** n° 5, p. 355-363, 1988.
4. AKERELE, O.; HEY WAOD, V.; SYNGE, H. *Conservation of Medicinal Plants* New York: Cambridge University Press, 1991.
5. ALEXANDRINO, A. C. Levantamento fitoterápico do estado de Pernambuco: problemas metodológicos. **Folha Medicinal**, v. 1, n° 3, 15-23, 1988.
6. ALVES, A. C.; COSTA, M. A. C.; PAUL, M. I.; SILVEIRA, J. A. C. Identificação de fármacos vegetais em medicamentos. **Rev. Portuguesa de Farmácia.** Lisboa: v. XLI, n° 2, p. 25-38; abr.-jun. 1992.
7. ANDRADE, J.M.T. **Antropologia etnobotânica.** Paris, 8p. datilografado, 1989.
8. ANDRADE, J.M.T.Metodologia: para um paradigma da complexidade. **Ciência com consciência.** Lisboa : 9-17, 1986.
9. _____. **Da Etnobotânica à Complexidade Fitoterápica.** Texto apresentado no XI Simpósio de Plantas Medicinais do Brasil, João Pessoa, setembro, 1990.
10. _____. **O Mundo Das Plantas E A Planta do Homem Ou O Saber Das Plantas E A Planta Do Saber.** *I National Seminar on Amazonia Medical Plants*, Org. Instituto De Estudos Da Cultura Amazônica. Rio de Janeiro: Eco / Rio 92; 12.6. 1992.
11. ANDRÉ, Marli & LÜCKE, Menga. **Pesquisa em educação: abordagens qualitativas.** São Paulo: EPU, 1986.
12. ANSEL, H. C. *Introduction to pharmaceutical dosage forms. Philadelphia: Lea and Febinger*, 1981.
13. ARANTES, J. T. A polêmica vigilância da Amazônia. **Globo Ciência**, ano 5, n° 57. p. 48-53. 1996.
14. AZEVEDO, C. L. **Microbiologia da água.** Anais do Congresso Brasileiro de 1991.
15. BALDRIDGE, J. Victor et al. *Estruturación de políticas y liderazgo efectivo en la educación superior.* México: Noema, 1982.
16. BASTOS, Antonio Virgílio Bittencourt. A trajetória de construção de uma teoria do comportamento humano nas organizações. **Psicologia:** Teoria e Pesquisa. Brasília, 9 (3): 499-519, 1993.

17. BEHRENS, Marilda Ap. **A prática pedagógica dos professores universitários: perspectivas e desafios frente ao novo século.** Curitiba, datilografado, 253 p., 1995.
18. BERG, M.E.V.D. Etnobotânica - A Experiência Brasileira no museu Goeali. *In:* SIMPÓSIO NACIONAL DE FARMACOLOGIA E QUÍMICA DE PRODUTOS NATURAIS, 2. João Pessoa, 1983. **Anais.** João Pessoa. Ed. da Universidade UFPR. 1983.
19. BIRNBAUM, Robert (org.). *Organization and governance in higher education.* Massachussets, 1983.
20. BORTOLETTO, M. E; MARQUES, M. B; BEZERRA; SANTANA, R. A. L; BOCHNER, R. Análise epidemiológica dos casos registrados de intoxicação humana no Brasil no período de 1985 – 1983. **Revista Brasileira de Toxicologia**, v. 9, n° 2, p. 1-12, 1996.
21. BRANDÃO, Carlos Rodrigues (org), **Pesquisa participante.** 8ª ed. São Paulo: Brasiliense, 1990.
22. BRASIL, Ministério do Meio Ambiente dos Recursos Hídricos e da Amazônia legal. **Plano Nacional de Saúde e Ambiente no desenvolvimento sustentável.** Diretrizes. 31 de agosto de 1995.
23. BRASIL. **Portaria n° 55, de 14 de março de 1990.** Aprovado o regulamento sobre coleta, por estrangeiros, de dados e materiais...**Lex:** Coletânea de legislação jurisprudência, São Paulo, v. 54, p. 520-528, jan./mar., 1990 (Marginália).
24. BRASIL. Ministério da Saúde, Portaria n° 2 Dimed de II de abril de 1980. (Registro de Associações).
25. BRASIL. Portaria Normativa n° 122-P, 19 de março de 1985. Estabelece normas ao registro de pessoas físicas ou jurídicas que consumam, explorem ou comercializem, matéria prima florestal. **Lex:** coletânea de legislação e jurisprudência. São Paulo, v. 49, p. 597-609, jan.-mar., 1985. (Marginália).
26. BRASIL. Portaria n° 174-P, de II de março de 1981. Compete ao departamento de parques nacionais e reservas equivalentes, conceder autorização especial. **Lex:** Coletânea de legislação e jurisprudência, São Paulo, v. 45, p. 377-379, jan./mar., 1991 (Marginália).
27. BRASIL. Secretaria de Vigilância Sanitária. **Portaria n° 123 de 19 de outubro de 1994.** Estabelece Normas Técnica para o Registro de Fitoterápico.

28. BRASIL. Leis, decretos, ... Resolução CIPLAN nº 8/88. **Diário Oficial [da] República Federativa do Brasil**. Brasília, nº 48, p. 3999-4000, dia 11 de março de 1988.
29. BRASIL. Secretaria de Vigilância Sanitária. Portaria nº 90. Lista de fármacos, plantas medicinais e adjuvantes de tecnologia farmacêutica, propostos a estudos com vistas a elaboração de monografias para serem publicadas no fascículo II da parte II - Monografias Da Farmacopéia Brasileira. **Diário Oficial [da] República Federativa do Brasil.** Seção I. p. 10481-10482, de 13 de junho de 1996.
30. BRASIL. Secretaria de Vigilância Sanitária. **Proposta da eficácia de produtos Fitoterápicos**. jun., 1996.
31. BRASIL. Secretaria de Vigilância Sanitária. **Proposta final do modelo de bula**. Portaria nº 65, de 28 de dezembro de 1993.
32. BRASIL. Secretaria de Vigilância Sanitária. Portaria nº 6, de 6 de junho de 1995, **Diário Oficial [da] República Federativa do Brasil**. Brasília, p. 1523-1524.
33. BRASIL. Secretaria de Vigilância Sanitária. Portaria nº 6, 31 de janeiro de 1995. **Diário Oficial [da] República Federal do Brasil.** Brasília, 26, p. 1523-1524, Seção I, 1995.
34. BRASIL. Secretaria de Vigilância Sanitária. Portaria nº 19, **Diário Oficial [da] República Federativa do Brasil**. Brasília, 16/02/96.
35. BRASIL. Secretaria de Vigilância Sanitária. **Estudo de Produtos Fitoterápicos**. Portaria nº 6, junho, 1996.
36. BRASIL. Ministério da Saúde. **Diretrizes e Prioridades de Investigação em Saúde**. Portaria nº 212 de 11 de setembro de 1981.
37. BRASIL. Ministério da Saúde. Secretaria de Vigilância Sanitária. SNVS. **Modelo de bula**. p. 1, 1991.
38. BRASIL. Ministério da Saúde. Fundação Nacional de Saúde. Centro Nacional de Epidemiologia. **Informe Epidemiológico do SUS**. Fundação Nacional de Saúde. Ano 4. Brasília: CENEPI, p. 147, 1995.
39. BRASIL. Ministério da Saúde. Secretaria de Vigilância Sanitária. Portaria nº 19, do dia 16 de fevereiro de 1996, **Diário Oficial [da] República Federativa do Brasil**. Brasília, p. 1523-1524.

40. BRASIL. Ministério da Saúde. Secretaria de Vigilância Sanitária. **Proposta de protocolo mínimo para estudo da toxidade de produtos Fitoterápicos**, Brasília, 18 de maio de 1996. (*In press*).
41. BRASIL. Ministério do Meio Ambiente. Portaria nº 44-n, de 6 de abril de 1993, **Diário Oficial [da] República Federativa do Brasil**. Brasília,v. 13, nº 66, p. 4534-4537, dia 7 de abril de 1993, Seção I.
42. CAMARGO, G. F. D.; GOMES, E.; PANNUZIO, E.; BUENO, V. S. Uso tópico do extrato fluído de guaçatonga *Casearia sylvestris* Swartz. Topicamente em lesões de estomatite herpética. **Lecta**. Bragança Paulista: v. 11, nº 1, p. 121-127, 1993.
43. CAMARGO, M. T. R. de A. *Contribuciones a los estudios etnofarmacobotánicos de espécies vegetales usados en los ritos afrobrasileiros*. Caracas: Editorial Arte, 1988, p. 5-17.
44. CAMPOS, Edmundo (org.). **Sociologia da burocracia**. Rio de Janeiro: Zahar, 1978.
45. CARNEIRO, D. **Educação, Universidade e História da Primeira Universidade do Brasil**. Curitiba: Imprensa da Universidade Federal do Paraná, 1971.
46. CARLINI, E. A. Pesquisa com plantas brasileiras usadas em medicina popular. **Revista da Associação Médica do Brasil**. v. 29, nº 5/6, p. 109-110, 1983.
47. CARVALHO, R. B. De. Benzileugenol. **Ciência Hoje**. v. 15, nº 89, p. 49-50, abr., 1993.
48. CEQUINEL, F. V.; MIGUEL, O. G.; NUNES, R. J.; CALIXTO, J. B. and YUNES, R. A. *Antispasmodic activity of xanthoxyline derivatives: struucture activity relationships*. **Journal of Pharmaceutical Sciences**, v. 84, nº 6, 1995.
49. CENEPI. **Informe Epidemiológico do SUS**. Brasília: p. 79-93, jul./ago., 1993.
50. CERQUEIRA, L. A. **Resíduos de agrotóxicos na água de irrigação**. Anais do Congresso Brasileiro de Olericultura, 1991.
51. CIOMS/93. **Informe Epidemiológico do SUS**, p.47, 1995.
52. CLAUS, E. P. **Pharmacognosy**. London, 1961.
53. CORREA, C. B. V. Contribuição ao estudo da *Lippia alba* (Mill) N. E. Br. ex. Britt & Wilson-erva cidreira. **Rev. Brasileira de farmácia**. v. 73, nº 5; p. 57-64, 1992.

54. CORREA, J. C. C.; MING, L. C.; SCHEFFER, M. C. **Cultivo de plantas medicinais condimentares e aromáticas.** 2ª ed., Jaboticabal: FUNEP, 1994.
55. COIMBRA Jr, C. E. A. A Importância da Abordagem antropológica em estudos na área de saúde. **Cadernos de Saúde Pública**, Rio de Janeiro abr / jun, 5(2): 238-239, 1989.
56. CUNHA, A. P. Da. A fitoterapia e o farmacêutico. **Revista Portuguesa de Farmácia.** v. 39, n° 3, p.24-27, 1989.
57. CUNHA, A. Z. V. C. et al **Organização Burocrática.** **Psicologia do Argumento.** Ano VIII, N.IX; outubro-1989.
58. CUNHA, Luiz Antônio. **A universidade crítica.** Rio de Janeiro: Francesco Alves, 1983.
59. DA MATTA, Roberto Carnavais, **Malandros e heróis.** Rio de Janeiro: Zahar, 1980.
60. DEMO, P. **Pesquisa participante - Mito e Realidade.** São Paulo: Cortez, 1986.
61. _____. **Ciência, ideologia e poder.** São Paulo: Atlas, 1988.
62. _____. **Participação é conquista - Noções de Política Social Participativa.** São Paulo: Cortez, 1988.
63. _____. **Pesquisa. Princípios Científicos e Educativos.** São Paulo: Cortez, Autores Associados, 1991.
64. _____. **Desafios Modernos para a Educação Básica.** Brasília: IPEA, 1991.
65. _____. **Pesquisa e construção do conhecimento:** Metodologia científica no caminho de Habermas. Rio de Janeiro: Tempo Brasileiro, 1994.
66. _____. **Educação e qualidade.** Campinas: Papirus, 1995.
67. _____. **Metodologia científica em ciências sociais.** São Paulo: Atlas, 1995.
68. _____. O significado da modernidade em sala de aula - de ritos e mitos do ensino superior. **UNIVERSA Revista da Universidade Católica de Brasília.** v. 3, n° 1, mar, 11-27. 1995.
69. _____. **Desafios modernos da educação.** Petrópolis: Vozes, 1993.
70. _____. **Educação e Qualidade.** Campinas: Papirus, 1994.
71. DIAS, L. C. P.; SHARAPIN, N. **Comércio exterior de matérias primas farmcêuticas de origem vegetal** - Panorama da situação brasileira. 1995, p. 20.

72. DOMINGUES, X. A. *Metodos de investigacion: Fitoquímica*. México: Ed. Limusa, 1973.
73. DUQUENOIS, P. Les espécies vegetales odoranates et la phytothéralpie., *Quart. I. Crude Drug Res*, 14, 23-26, 1976.
74. ESTRELLA, E. *Medicina tradicional 500 años despuís. História y consecuencias actuales*. Instituto de Medicina Dominicana, Eds. Carhes Roerssch, 1993.
75. _____. *Plantas medicinais amazônicas: realidade y perspectivas, Tratado de Cooperacion Amazonica*, 1995, p. 37-151.
76. FARIAS, M. R.; SCHENKEL, E. P.; BERGOLD, R. M.; PETROVICK, P.R. **O problema da qualidade dos fitoterápicos.Caderno de farmácia.** Porto Alegre, v. 1, n. 2, p. 73-82, 1985, p. 73-82.
77. FARNSWORTH, N. R. et al. *Places des plantes medicinales dans la therapeutique*. **Bulletin de I'Organisation Mondiale de la Santé**, v. 64, p. 159-175, 1986.
78. FARNSWORTH, N. R.; AKERELE, O. Las plantas medicinales en la terapêutica. *Boletim de la Oficina Sanitária Panamericana*, v. 107, n° 4, p. 314-323, 1989.
79. FAVERO, M. L. A. 1980. **Universidade & poder - Análise crítica/fundamentos históricos:** 865 : 71, São Paulo: Achiamé, 1992.
80. FIGUEIRAS, C. A. L; TELLES, V. O primeiro químico brasileiro. **Química Nova**, v. 8, p. 263-270, 1985.
81. FIGUEIREDO, J. M. S.; GONZALES, M. L. *La coperacion técnica de LQOPS/OMS en el desarrol de los recursos humanos; un nuevo desafio,* 1995.
82. FISCHER, D. C. H.; SAITO, T. Contaminação microbiana em Fitoterápicos. **Rev. Farmácia Bioquímica**. São Paulo, v. 24, n° 2: 143-144, jul-dez., 1988.
83. FONSECA, D.; FIORAVANTI, C. As Plantas milagrosas. **Revista Globo Ciência**, São Paulo: Editora Globo, Ano 15 (52): 16-23, 1995.
84. FONTENELE, A. C. Avaliação da toxicidade de extratos de plantas medicinais através de bioensaio com Artemia salino Leach. **Revista Ciência e Cultura**. São Paulo, v. 41, n° 6, p. 527-528, jun., 1989.

85. FRANCE, Ministére De La Santé Et De L'action Humanitaire. **Bonnes Pratiques de Fabrication**. Direction de la pharmacie et du Médicament. Paris, 1993.
86. FREIRE, Paulo. **Pedagogia da Esperança**. Rio de Janeiro: Paz e Terra, 1992.
87. GADOTTI, M. A concepção dialética da educação. 7ª ed. São Paulo: Cortez, 1990.
88. GEBMAP, *Newsletter*. Germ plasm. Banks for medical and aromatic plants in Brazil. N° 1.
89. GENTILI, P. A. A.; SILVA, T. T. da. **Neoliberalismo e qualidade total e educação:** Versões críticas. Petrópolis: Vozes, 1994.
90. GEREZ, J. C. Indústria farmacêutica: histórico mercado e competição. **Ciência Hoje**. v. 15, n° 89, p. 21-30, abr., 1993.
91. GIANNOTTI, J. A. **A Universidade em ritmo de barbárie.** São Paulo: Brasiliense, 1986.
92. GODOTTI, M. **História das Idéias Pedagógicas.** 3ª ed., São Paulo: Ática, 1995.
93. GOMES, E. C. *et alli*. Constituintes do óleo essencial de *Lippia alba* (mel) N. E. Br. (*verbenaceae*). **Revista Brasileira de Farmácia**, 1993.
94. GOMES, Jorge Fornari. Comportamento organizacional. **Revista de Administração de Empresas**. Rio de Janeiro, v.27, n. 2, p.30-35, abr./jun. 1987.
95. GOODMAN, Gilmar A.; RALL, T.W.; NIGS, A. S.; TAYLAR, P; Eds. *The pharmacological basis of therapeutics*. New York: Pergamon, 1991, v. 1-2 .
96. GOTTLIEB, O. R.; MORS, W. B. A floresta brasileira: fabulosa reserva fitoquímica. **Correio da Unesco**. Rio de Janeiro: v. 1, p. 35-37, jan., 1993.
97. GOTTLIEB, O.; KAPLAN, M. A. Das plantas medicinais aos fármacos naturais. **Ciência Hoje**. v. 15, n° 89, p. 51-54, abr., 1993.
98. GRAMSCI, A. **Os intelectuais e a organização da cultura.** 7ª ed. Rio de Janeiro: Civilização Brasileira, 1989.
99. GUERRA, M. S. **Receituário caseiro alternativo para o controle de pragas e doenças de plantas cultivadas e de seus produtos.** I ed. Brasília: Ed. Embrater (Ministério da Agricultura), p. 11-16, 1985.

100. GUYOT, M. A. M. Perspectivas da fitoterapia. **Acta. Farm. Bonaerense**, v. 9, n° 2, p 131-138, 1990.
101. HANAI, L. W.; MANCINI, M. H. D. Pesquisa de impurezas metálicas de acondicionamento de medicamentos pela cromatografia camada delgada. **Rev. de Ciências Farmacêuticas**. São Paulo, v. 7, p. 87-92, 1985.
102. HIGASKINO, C. E. K.; FIGUEIREDO, C. M.; GOMES, E. C.; MIGUEL, M. D.; AMARAL, M. R. T. Análise macroscópica e microbiológica de amostra de plantas medicinais comercializadas no Paraná. **XIII Simpósio de plantas medicinais do Brasil**. Fortaleza, p. 138, 20-23, setembro, 1994.
103. HOFFMAN, J. **Avaliação: mito & desafio - Uma perspectiva construtivista. Educação & realidade**. Porto Alegre: 1994.
104. ISENBURG, T. Naturalistas italianos no Brasil, 1800-1850 **Ciência Hoje**, v.9 n. 51, mar.1989.
105. JAPIASSÚ, H.; MARCONDES, D. **Dicionário Básico de Filosofia**. Rio de Janeiro: Jorge Zahar, 1993.
106. JORQUEIRA, C. S. Utilizacion industrial de plantas medicinales. **Workshop presented in UNIDO in Latin America**, Panajachel, Guatemala 11-17 july, 1993.
107. KAPLAN, M. A. C.; GOTTLIEB, O. R. Busca racional de princípios ativos em plantas. **Interciência**, v. 1, n° 1 p.26-29, 1990.
108. KAPLAN, M. A. C.; GOTTLIEB, O. R. Extratários: a alternativa mais viável para preservar a composição química das plantas. **Tribuna Farmacêutica**, Curitiba: v. 557/58, n° 1, 2, 3; 1991.
109. KERR, C. **Os usos da Universidade**. Trad. Dias Soares, Fortaleza: UFC, 1982, p. 7-71.
110. KOROLKOVAS, A. Planejamento de fármacos. **Ciência e Cultura**. São Paulo: v. 41, n° 6, p.527-528, jun., 1991.
111. KOROLKOVAS, A. Modificação molecular na obtenção de novos fármacos. **II SIMPRONAT**. João Pessoa, 1983.
112. KUNZER, Acacia Zeneida **Para estudar o Trabalho como princípio educativo na Universidade: categorias teórico-metodológicas**. Tese apresentada como requisito parcial para concurso de professor titular, Universidade Federal do Paraná. Curitiba, 1992.
113. LAB REPORT. Análises de extratos vegetais. *Cosmetics & Toiletries*. v. 5, p. 13-14, mar/abr., 1993.

114. LADEIRA, A. M.; ZAIDAN, L. B. P. ; RIBEIRO, R. C. L. F. *Ageratum conyzoides* L compositae: germinação floração e ocorrência de derivados fenólicos em diferentes estádios de desenvolvimento. **Hoehnea** v. 14, p. 53-62, 1987.
115. LIMA, E. O.; MORAIS, V. M. F.; GOMES, S. T. A.; CECHINEL F., V.; MIGUEL, O. G. and YUNES, R. A. *Preliminary evaluation of antifungal activity of xanthoxyline*. **Acta Farm. Bonaerense**, v. 14, n° 3, 1995.
116. LIBÂNEO, J. C. **Didática**. São Paulo: Cortez, 1991.
117. LÜCK, Heloísa. É funcional a prática sem teoria? **Revista de Orientação Educacional**, Curitiba, FENOG, 3 (3) 1978.
118. LÜCK, Heloísa. **Pedagogia Interdisciplinar:** fundamentos teórico metodológicos. Petrópolis: Vozes, 1994.
119. LUCKESI, C. C. **Fazer universidade:** uma proposta metodológica. São Paulo: Cortez, 1989.
120. LUCKESI, C. C. **Filosofia da Educação**. São Paulo: Cortez, 1991.
121. LÜDKE, M. André, M. E. D. A. **Pesquisa em educação:** Abordagens qualitativas. São Paulo: EPU, 1986.
122. MATOS, F. I. de A. Proposta de validação farmacognóstica de drogas vegetais, plantas. **Infarma** v. 3 n 1/16, p. 9-14, 1995.
123. MATOS, F. J. de A. Proposta de validação farmacognóstico de drogas vegetais, plantas medicinais e fitoterápicos. **Infarma** v. 3, n° 1/6 p. 9-14, 1994.
124. MATOS, J. M. D.; MATOS, M. E. O. **Farmacognosia:** Curso teórico prático. Fortaleza, Edições UFC, 1989.
125. MARQUES, J. F. N.; COSTALLAT, I. T. I.; FERNANDES, S. R. M.; NAPOLI, M. D. M.; SAMARA, A. M. Efeitos do *Ageratum conyzoides*, Linné no tratamento da artrose. **Rev. Brasileira de Reumatologia**. v.28, n° 4, p. 109-114, jul/ago, 1988.
126. MARTINS, E. É preciso investir em química fina. **Ciência Hoje**. v.15, n° 89, p. 31-34, 1993.
127. MASSARANI, L.; ESTRADA, M. I. D. Medicamentos: a indústria farmacêutica e as patentes. **Ciência Hoje**, v. 89, n° 15, p. 19-55, 1993.
128. MIGUEL, Marilis Dallarmi. **Conduta sanitária no cultivo e beneficiamento de plantas medicinais.** Curitiba, datilografado, 8 p., 1995.

129. MIGUEL, Marilis Dallarmi. **O ensino com pesquisa como metodologia articuladora na formação de profissionais da saúde na produção de fitoterápicos.** Datilografado, 1996.
130. MIGUEL, O. G.; CALIXTO, J. B.; SANTOS, A. R. S.; MESSANA, I.; FERRARI, F.; CECHINEL, F. V.; PIZZOLATI, M. G. and YUNES, R. A. *Chemical and preliminary analgesic evaluation of geraniin and furosin isolated from Phyllanthus sellowianus.* **Planta médica,** v. 62, 1996.
131. MIGUEL, O. G.; CECHINEL, F.; PIZZOLATI, M. G.; SANTOS, A. R. S.; CALIXTO, J. B.; FERRARI, F.; MESSANA, I. and YUNES, R. A. *A triterpene and phenolic compounds from leaves and stems of Phyllanthus sellowianus.* **Planta médica,** v. 61, 1995.
132. MOLL, F; BENDER, H. **Biepharmazeutische Untersuchungsverfahren.** *Stuhgart*, WVG, 1994.
133. MOTTA, F.C.P. e PEREIRA, L.C.B. **Introdução à organização burocrática.** São Paulo: Brasiliense, 1986.
134. ORGANIZAÇÃO DAS NAÇÕES UNIDAS. *Comissão Econômica para América Latina yel caribe. Transformacion Productiva con Equidad.* Santiago de Chile, p. 121, 1990.
135. NAGLE, J. A educação na virada do século. **Ciência Cultura.** São Paulo, v. 39, n° 3: 287-291, 1987.
136. NAKAMURA, I. T.; OLIVEIRA, M. M. D. Modificação do método de Di Paolo & Moore para teste de novas substâncias anti-câncer. ParteII emprego de células de tumor de Erlich nos testes *in vitro* e *in vivo* estudo comparativo. **Ciência e Cultura.** São Paulo v. 40, n° 4, p. 380-386, abr., 1988.
137. NEVES, A. C. Plantas medicinais na saúde pública. **Revista Silvicultura,** p. 21-23, 1990.
138. OLIVEIRA, F.; MARQUES, M. R. C.; MANCINI, B. Caracterização farmacobotânica de *Hedychuim coronarium* Koenig. Uma fraude de *Angelica archangelica* L. **Revista Ciência Farmacêutica,** v. 7, p. 51-59, 1985.
139. OLIVEIRA, F.; SAITO, M. L.;GARCIA, L. D. Caracterização cromatográfica em camada delgada do extrato fluido de guaco - *Mikania glomerata* Sprengel. **Lecta** USF, v. 11, n° 1, p. 43-56, 1993.

140. OLIVEIRA, F. D.; AKISUE, W. G.; AKISUE, M. K. **Fundamentos de farmacobotânica.** Rio de Janeiro: Atheneu, 1989.
141. OLIVEIRA, F. D.; AKISUE, W. G.; AKISUE, M. K. **Farmacognosia.** Rio de Janeiro: Atheneu, 1991.
142. OTTE, SUSANNE. Los aceites essenciales medicina redescubierta. **Dragoco,** v. 39, nº 3, 91-109, 1994.
143. PEDROSA, D. E. A nova realidade das patentes. **Ciência Hoje,** v. 15, nº 89, p. 37-42, 1993.
144. PELT, J. M. As plantas medicinais voltam a florescer. **O correio da Unesco.** Rio de Janeiro, Ano 1, v. 1, jan. 1993.
145. PEROZIN, M. M. **Anteprojeto de Fitoterapia do SUS: Plantas medicinais no serviço da saúde.** Curitiba: SESA/FCMR, 1988, 19 P. (datilografado).
146. PERROW, Charles B. **Análise organizacional: um enfoque sociológico.** São Paulo: Atlas, 1981.
147. REVISTA DE EDUCAÇÃO - AEC. Qualidade total na educação - A mudança conservadora. nº 92, jul./set., 1991.
148. RIBEIRO, B. G. Plantas medicinais ameríndicas. **Ciência Hoje,** v. 15, nº 89, abr., 1993.
149. RIBEIRO, M. N. S.; ZOGHBI, M. G. B.; SILVA, M. L.; GOTTLIEB, O. R.; REZENDE, C. M. N. **Cadastro Fitoquímico Brasileiro,** Manaus: PA/FUA., 1987.
150. RITSCHEL, W. A. *Angewandte Biopharmazie.* Stuhgart, W-VG, 1973.
151. SÁ, J. L. M. Interdisciplinaridade e qualidade de ensino. Universidade a busca da qualidade. **Anais do Congresso Brasileiro da Qualidade no Ensino Superior.** São Paulo, nº 2, v. 1, p. 87-96, 1994.
152. SAUL, A. M. C. A importância das informações agronômicas no controle de qualidade dos fitoterápicos. **Fundação brasileira de plantas medicinais,** nº 10, p. 2 nov/dez/jan, 1989.
153. SCHEFFER, M. C. A importância das informações agronômicas no controle de qualidade dos fitoterápicos. **Fundação brasileira de plantas medicinais,** nº 10, p. 2, nov/dez/jan, 1989.
154. SCHEFFER, M. C. Roteiros para estudos agronômicos das plantas medicinais selecionadas pela fitoterapia do SUS-PR/CEMEPAR. **OB Infarma.** Curitiba, v. X/XI, nº 2/1, 1992.

155. SCHEFFER, M. C; PEROZIN, M. M. *Conservation of medicinal plants*. Trad. de *The Chiang May Dexlaration: Saving lives by saving plants. In* AKERELE, O; HEYWOOD, V; SYNGE, H. (eds). *Conservation of medicinal Plants.* Cambridg University Press, 1991.
156. SCHEIN, Edgar H. **Psicologia organizacional.** Rio de Janeiro: Prentice-Hall do Brasil, 1982.
157. SCHENKEL, E. P.; GOSMANN, G. e FARIAS, M. R. O controle de qualidade de insumos vegetais e fitoterápicos da Universidade Federal do Rio Grande do Sul. **Caderno S de Farmácia**, v. 2, n° 2, 1986.
158. SCHENKEL, E. P.; SIMÕES, C. M. O; MENGUE, S. S; MENTZ, A. L; IRGANG, E. B; STEHMAN, J. R. O espaço das plantas medicinais e suas formas derivadas na medicina científica. **Caderno de Farmácia.** Porto Alegre, 1 (2):65-72,1985.
159. SCHVARTSMAN, S. Plantas venenosas e animais peçonhentos. **Caderno S Saúde Pública**, v.10, n° 1, p. 126-131, jan/mar, 1994.
160. _____. **O homem complexo na organização complexa.** *Complex max in the complex organization. Jun, Jands e Storm.* William B. 1982.
161. SILVA, J. D. R. **Qualidade total em educação.** Ideologia Administrativa e impossibilidade teórica. 17ª Reunião da ANPED. 1994.
162. SILVA, J. P. Custos com a assistência farmacêutica. **Seminário sobre farmácia hospitalar**, Brasília, 1985.
163. SINITOX Casos de intoxicação e envenenamento humano. **Informe Epidemiológico do SUS,** jul./ago., 1991.
164. SOUZA, M. P. de; MATOS, M. E. O.; MATOS, F. J. A.; MACHADO, M. I. L.; CRAVEIRO, A. A. **Plantas medicinais brasileiras:** constituintes químicos ativos. Fortaleza, Edições UFC, 1991.
165. SOUZA, P.N. P. **Estrutura e funcionamento do ensino superior brasileiro.** São Paulo: Pioneira, 1991 p. 123-168.
166. TAKEMURA, O. S.; MUNEKAZU, L.; TOSA, H.; MIGUEL, O. G.; MOREIRA, E. A. and NOZAWA, Y. A flavone from leaves of *Arrabidaea chica* F. Cuprea, **Phytochemistry**, v. 38, n° 5, p. 1299-1300, 1995.

167. TYLER, E. V; BRADY, L. R; ROBBERS, J. E. *Pharmaconosy.* 9ª ed., Philadelphia, Lea & Febiger, 1988.
168. UGAZ, O. de. *Investigacion Fitoquimica. Métodos en el estudio de productos naturales*: Impresso Pontifícia Universidade Católica del Peru, 1988.
169. VALLE, L. H. B. D. **Ensino e Pesquisa** - A relação básica na qualidade da formação do profissional de nível superior. Curitiba, Universidade Federal do Paraná, 1993.
170. VOIGT, R; UNTER, Mitarbeit. von. BORWSCHEIN, N. **Tratado de tecnologia farmacêutica.** Trad. Nuñez Cachaza, A. 3ª ed., Zaragoza: Editora Acribia, 1979.
171. WEBER, Max **Ensaios de Sociologia.** Rio de Janeiro: Zahar, 1979.
172. WERNECK, H. **Se você finge que ensina, eu finjo que aprendo.** Petrópolis: Vozes, 1993.
173. WHA, **20.34.** Assembléia geral da Organização Mundial de Saúde, Geneve, 1967.
174. WHA, **20.50.** Assembléia geral da Organização Mundial de Saúde, Geneve, 1969.
175. WHA, 27.31.37ª **Assembléia Mundial de Saúde**, Geneve, 1974.
176. WHA, 29.72.29ª **Assembléia Mundial de Saúde**, Geneve, 1976.
177. WHA, 30.49.30ª **Assembléia Mundial de Saúde**, Geneve, 1977.
178. WHA, **31.33.** Assembléia geral da Organização Mundial de Saúde, Geneve, 1978.
179. WHA, **(40.33) 40ª.** Assembléia geral da Organização Mundial de Saúde, Geneve, 1987.
180. WHA, **42ª.** Assembléia geral da Organização Mundial de Saúde, Geneve, 1989.
181. WHA 43ª **Assembléia geral da Organização Mundial de Saúde**, Geneve, 1990.
182. WHO. *Basic document for the selection and characterization of medicinal plants (vegetable drugs).* Geneve, 1978.
183. WHO/TRM/91.4. **Pautas para** *La Evaluacion De Medicamentos Herbários* **"Programa de Medicina Tradicional".** OMS, Genebra, 1991.5pp.

184. WHO. O gerenciamento da qualidade na indústria farmacêutica filosofia e elementos essenciais. **32º Relatório do comitê de peritos da OMS**.
185. WHO, Comitê de peritos da Organização Mundial da Saúde em especificações para produtos farmacêuticos. **32º Relatório**: Genebra, 1992, p. 3-19.
186. WHO/CIOMS. *International Ethical Guidelines for Biomedical Besearch Involving Human Subjects.* Geneve, 1993.
187. WHO, PHARM. *Quality control methods for medicinal plant materials.* Geneve, 1990, p. 87.
188. WHO, PHARM. *Quality control methods for medicinal plant materials.* Geneve, 1992.
189. WHO, (Organização mundial da saúde). *Quality control methods for medicinal plant materials.* Geneve, 1993.
190. WHO, (Organização mundial da saúde). **6ª Conferência Internacional.** Otawa, versão espanhol, 1989, p. 5.
191. WHO/PHARM. *Good manufacturim pratices for pharmaceutical products: suplementary guidelines for the manufacture of herbal medicinal products.* Geneve, 1993, v. 1-5.
192. WHO/TRM/91.4. *Pautas para La Evolucion de Medicamentos Herbários: Programa de Medicina Tradicional,* Genebra: OMS, 1991.
193. WOLFF, Robert Paul **O Ideal da Universidade** São Paulo: UNESP, 1993 p. 7-86.

ANEXO

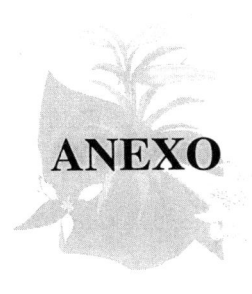

UMA PROPOSTA PARA EMENTA DA DISCIPLINA DE TECNOLOGIA DE FITOTERÁPICOS

TÓPICOS TEÓRICOS
(30 CRÉDITOS)

A) A Fitoterapia como prática da medicina tradicional: Regulamentação da OMS, incentivos, condições atuais etc.

B) Antropologia X Etnobotânica: conceito, importância para o desenvolvimento do Fitoterápico, aplicabilidade científica (utilizar trabalhos científicos aplicados a temática.

C) Aspectos botânicos: a relação identidade e qualidade de matéria-prima vegetal.

D) Aspectos agronômicos: a relação direta da qualidade do produto final com as questões fenológicas, formas de cultivo, época de coleta, beneficiamento e armazenamento sob critérios higiênico sanitários compatíveis com a composição química do vegetal como por exemplo temperatura de secagem.

E) Aspectos farmacobotânicos: aplicabilidade do conhecimento no diagnóstico das drogas.

F) Aspectos Fitoquímicos: aplicabilidade do desenvolvimento e busca de novos fármacos na pesquisa e no controle de qualidade desde a matéria-prima até produto final.

G) Aspectos farmacológicos: aplicabilidade na pesquisa e desenvolvimento na segurança e eficiência terapêutica do produto final.

H) Aspectos toxicológicos: aplicabilidade na pesquisa e desenvolvimento na segurança e eficiência terapêutica do produto final.

I) Aspectos de qualidade: legislação que regulamenta o Fitoterápico, ensaios de qualidade, normas técnicas de pesquisa desenvolvimento e produção. Demonstração dos ensaios de qualidade específicos desde a matéria-prima até o produto acabado.
J) Estabilidade acelerada e de prateleira.
K) Aspectos legais de estudos clínicos de drogas vegetais em seres humanos.

TÓPICO PRÁTICO
(60 CRÉDITOS)

A) Escolha de um vegetal.
B) Levantamento bibliográfico.
C) Desenvolvimento da formulação.
D) Teste de matéria-prima.
E) Confecção do extrato/tintura.
F) Controle de qualidade da matéria-prima
G) Desenvolvimento piloto.
H) Determinação da técnica adequada de preparo.
I) Escolha da embalagem adequada e controle de qualidade específico.
J) Registro do controle de qualidade específico da formulação elencada envolvendo as três etapas: (antes, durante e após o processo de produção)
K) Estudo de estabilidade acelerada e de prateleira.
L) Confecção da Bula e embalagem de acordo com a legislação.
M) Encaminhamento de registro do produto

Para que se viabilize os tópicos teóricos é necessário uma metodologia construtivista que evidencie o ensino com pesquisa, utilizando como estratégia a análise reflexiva de trabalhos originais que figurem cada etapa proposta.

A seqüência não necessariamente deve ser estanque. A liberdade no processo de idas e vindas à construção do conhecimento deve atender às necessidades de cada grupo.

Os tópicos práticos devem ser desenvolvidos em equipe de 4 a 5 alunos, necessitam de laboratório equipado e equipe de atendimento docente interdisciplinar. O processo deve ser acompanhado semanalmente com um horário fixo de encontro da equipe em laboratório para execução de projeto e elaboração do produto.

A formação do farmacêutico industrial, na área de Fitoterapia não diz respeito somente ao tratamento que se dá as questões do medicamento de maneira geral e específica, mas também de um tratamento efetivo aos diversos domínios que levam a eficiência terapêutica do Fitoterápico. Pois formar o profissional para atuar na área passa necessariamente por uma visão interdisciplinar que contemple a aplicabilidade de todos os fragmentos que compõe este conhecimento em prol do Fitoterápico.

Portanto, a inserção de uma disciplina calcada na metodologia de ensino com pesquisa propõe um avanço no desenvolvimento de tecnologias nacionais de produção e desenvolvimento.

Impressão e Acabamento
Oesp Gráfica S.A. (Com Filmes Fornecidos Pelo Editor)
Depto. Comercial: Alameda Araguaia, 1.901 - Tamboré - Barueri - SP
Tel. 4195 - 1805   Fax: 4195 - 1384